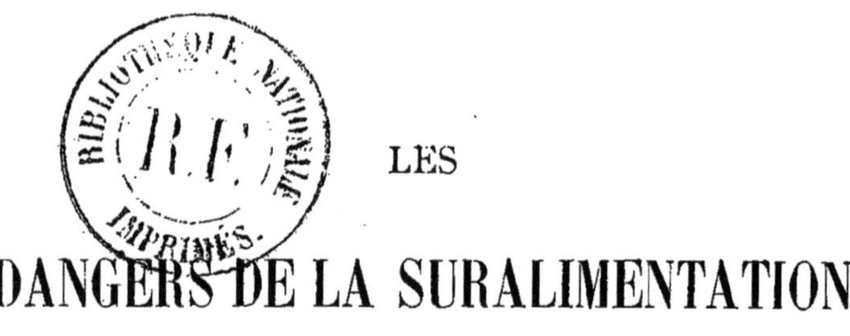

LES

DANGERS DE LA SURALIMENTATION

CHEZ LES TUBERCULEUX

LES

DANGERS DE LA SURALIMENTATION

CHEZ LES TUBERCULEUX

PAR

Le Dr Jacques AVRIL

LYON
A. REY & Cie, IMPRIMEURS-ÉDITEURS DE L'UNIVERSITE
4, RUE GENTIL, 4

1904

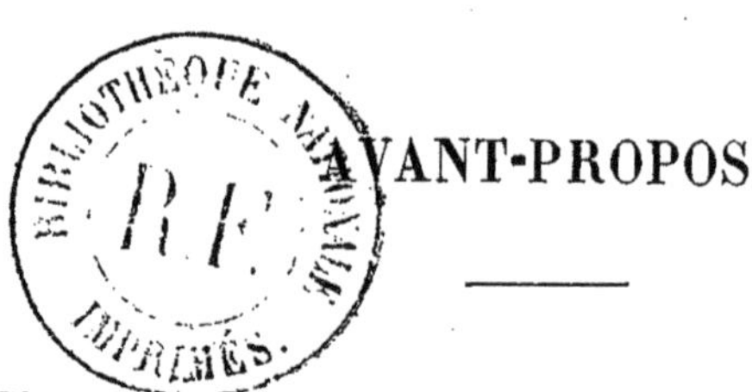

AVANT-PROPOS

Il est d'usage pour l'Etudiant — au début d'un travail qui marque le terme de ses études médicales et son entrée dans une vie nouvelle — de rendre un public hommage à tous ceux qui lui ont facilité l'accès d'une carrière, objet de ses désirs et de ses efforts.

L'usage a quelquefois du bon! Nous sommes heureux de l'occasion qui nous est offerte ici de nous acquitter envers nos Maîtres d'une véritable dette de reconnaissance.

M. le Dr B. Lyonnet, médecin des Hôpitaux, a été l'instigateur de ce travail dont l'étendue el les difficultés nous avaient d'abord découragé. C'est grâce à sa réconfortante instance et à ses excellents conseils que nous avons persévéré dans notre tâche. Nous conserverons toujours le meilleur souvenir de son inlassable obligeance et surtout de cette grande bonté qui fait du Maître l'ami respecté de ses élèves.

M. le professeur J. Renaut a bien voulu prêter à cette modeste étude l'appui de son autorité; nous lui devons, en même temps que deux observations des plus intéressantes, toute une précieuse documentation. Nous savions, pour l'avoir écouté, soit à la Faculté, soit à l'Hôpital, la haute valeur de son enseignement;

en nous accueillant avec une si flatteuse cordialité, en acceptant de faire partie de notre jury de thèse, il a fait preuve à notre égard d'une bienveillance qui nous a vivement touché et pour laquelle nous sommes heureux de lui renouveler l'assurance de notre profonde gratitude.

Nous remercions bien sincèrement M. le professeur J. Courmont de l'honneur qu'il nous a fait en acceptant la présidence de cette thèse.

M. le Dr F. Mouisset, médecin des hôpitaux, s'est intéressé à notre travail d'une façon toute particulière. Ses renseignements personnels, les heureuses modifications apportées par lui à notre plan primitif, nous ont été du plus grand secours. Plus tard, espérons-le, il nous sera donné de bénéficier, au cours de notre pratique médicale, des claires et méthodiques leçons faites par lui au chevet des malades. Qu'il nous permette de l'assurer de notre vive et respectueuse sympathie.

A diverses reprises, nous avons eu recours à l'obligeance de MM. les Drs Barbary, Daremberg, Dufourt, Frémont, Linossier, Patoir, Robin et Sabourin, dont on retrouvera les noms à chaque page de cette étude. Nous leur adressons à tous nos plus sincères remerciements pour l'empressement qu'ils ont mis à nous répondre et à nous communiquer, soit leurs observations personnelles, soit le résultat de leurs travaux autorisés.

A tous nos maîtres dans les hôpitaux, notamment à M. le professeur E. Weill, à MM. les professeurs agrégés Chandelux, Nové-Josserand, Rollet, Villard s'adressera le témoignage de notre reconnaissance ; ils nous ont donné, en maintes circonstances, des marques d'intérêt auxquelles nous sommes très sensible.

Un bien cordial souvenir aux Drs Bernoud, Jacqueau, Molin et Viannay et à tous ceux, en général, qui nous ont prodigué leurs encouragements durant ces études que de graves fatigues oculaires nous ont, à diverses reprises, obligé d'interrompre.

A nos amis, enfin, nos « aînés dans la carrière » (ils sauront se reconnaître dans ces lignes), et à tous nos camarades de cours et d'hôpital, nous renouvelons l'assurance de notre sincère et inaltérable affection.

INTRODUCTION

Après des travaux multiples, facilités par les découvertes de la chimie moderne, et malgré d'innombrables essais, il est reconnu, à l'heure actuelle, que la thérapeutique échoue tristement dans sa lutte contre la phtisie.

Si certains remèdes, calmants, balsamiques, modificateurs de la nutrition ou spécifiques, sont encore administrés pour soulager les malades, diminuer l'expectoration, les sueurs ou la toux et même avec l'intention de modifier les lésions locales, du moins convient-il de ne pas les faire sortir de la catégorie des « adjuvants utiles ». En est-il un seul, en effet, qui nous permette d'atteindre *directement* la toxine tuberculeuse?

Sans approuver le rejet systématique de tout auxiliaire médicamenteux, il nous faut pourtant reconnaître que la guerre aux pilules, aux cachets et aux potions, menée si vigoureusement durant ces dernières années, a quelque raison d'être. Si malgré ses richesses, l'arsenal thérapeutique a été délaissé, comme a été délaissée la tuberculine de Koch (sur laquelle pourtant on avait fondé tant d'espoirs!), c'est que trop nombreuses ont été les déceptions. Ne pouvant tarir le mal dans sa source la plus directe, désespérant de découvrir le *spécifique vrai* de la bacillose, les phtisiothérapeutes se sont dès lors efforcés d'en atténuer les ravages, en modifiant les conditions du terrain sur lequel elle évolue, en suractivant les défenses cellulaires et les propriétés antitoxiques de l'organisme lui-même. De là cette conclusion, dégagée par Peter, que la meilleure médication du tuberculeux était l'*hygiène*, « l'hygiène qui empêche le tuberculisable de devenir tuberculeux, et le tuberculeux de devenir plus tuberculisable. »

Ce sont ces règles nouvelles, que la médecine actuelle, « d'accord avec le bon sens », s'efforce tous les jours de préciser. Des trois termes de la triade thérapeutique formulée pa rBrehmer et Dettweiler :

Cure d'air,
Cure de repos,
Cure d'alimentation,

résumé de tout le traitement hygiéno-diététique de la bacillose, nous n'envisagerons que le dernier.

Doit-on suralimenter le tuberculeux? Comment et dans quelle mesure pourra-t-on réaliser cette suralimentation?

Tel sera l'objet de notre thèse inaugurale.

Dans un premier chapitre nous exposerons brièvement les formules du régime alimentaire chez un homme normal et fixerons, d'après les plus récentes données physiologiques, la valeur relative des principaux aliments. Puis, abordant la question de la suralimentation chez les phtisiques, nous constaterons que, trop souvent, cette dernière a été *exagérée*. Or, faire manger à outrance le tuberculeux, même s'il possède un bon tube digestif, *sans tenir compte de certaines conditions individuelles*, c'est l'exposer à une série d'accidents, quelquefois d'une gravité exceptionnelle, de troubles divers (gastriques, intestinaux, hépatiques, rénaux, circulatoires.., etc.), dont le moindre inconvénient est d'aller directement à l'encontre du but recherché. Nous terminerons par quelques considérations sur la conduite à tenir dans les différents cas et sur les moyens propres à aider l'alimentation.

Dans ce modeste travail nous n'avons pas eu la prétention de donner un aperçu nouveau d'un sujet abordé déjà bien souvent, ni, à plus forte raison, de résoudre un problème délicat et complexe qui motive encore aujourd'hui de nombreuses et intéressantes discussions. Nous nous sommes borné à exposer un des côtés de cette grande question, plus que jamais d'actualité, de la lutte contre la tuberculose, à résumer les travaux auxquels elle a donné lieu, nous efforçant d'en tirer quelques conclusions pratiques.

LES DANGERS DE LA SURALIMENTATION CHEZ LES TUBERCULEUX

CHAPITRE PREMIER

LA RATION ALIMENTAIRE NORMALE

Un homme adulte détruit chaque jour environ 500 grammes de sa chair musculaire ou des composés albumineux qui forment son sang et ses tissus ; il brûle une partie de ses graisses, de ses hydrates de carbone ; il perd tous les jours de l'eau par les urines, par la peau, par les poumons ; il exhale de l'acide carbonique; il élimine par ses fèces et ses urines des sels minéraux. L'alimentation journalière devra donc faire face à toutes les dépenses de l'économie pour rétablir l'équilibre nutritif. L'observation des besoins physiologiques et des pertes de l'organisme ont permis de fixer quantitativement les rations qui conviennent à l'individu, soit au repos, soit au travail.

C'est aux trois règnes, animal, végétal et minéral, que l'homme emprunte la nourriture qui lui est indispensable pour la composition de ces rations. L'alimentation normale se compose surtout d'albuminoïdes, puis de graisses et d'hydrates de carbone. L'albumine est en effet indispensable à l'entretien de la vie ; elle sert surtout à la réparation de l'usure des tissus et rien ne peut la suppléer dans cette fonction. Mais les autres groupes d'aliments pouvant aussi, par leur combinaison intra-organique, être des producteurs d'énergie réparatrice, on conçoit qu'ils puissent se substituer les uns aux autres dans une certaine mesure. Il existe, en effet, entre les aliments une *relation isodynamique*, calculée d'après leur pouvoir thermogène (tables d'équivalents nutritifs). Selon Rübner :

1 gramme d'albumine est isodyname avec	0.493 graisse.
	1.147 hydrate de carbone.
1 gramme de graisse est isodyname avec	2.060 albumine.
	2.317 hydrate de carbone.
1 gramme d'hydrate de carbone est isodyname avec	0.402 graisse.
	0.955 albumine.

Se basant sur ces chiffres, certains auteurs ont cru pouvoir employer uniquement des aliments de même composition chimique, créant ainsi les *régimes* dits *exclusifs*.

Les habitants des pays très froids se nourrissent de *graisses* en quantité considérable (Esquimaux, Lapons, Nansen et Johansen..., etc.). Certains d'entre eux peuvent absorber jusqu'à 5 ou 6 litres d'huile par jour. Nous ferons remarquer d'ailleurs qu'ils se trouvent dans des conditions spéciales du fait de leur climat et qu'ils consomment, en même temps que les graisses, une certaine quantité d'albuminoïdes. Quant au *régime carné* ou *azoté*, il est possible, mais dans une certaine limite. Les expériences nous prouvent que, pour couvrir les dépenses de calories, il faut plus d'un gramme de viande par kilogramme de poids, soit, pour M. Hugounenq[1], une quantité de 3.095 grammes par jour en moyenne, ce qui équivaut à *4 litres de lait*, *900 grammes de fromage* ou *36 œufs*. Au bout de peu de temps, du reste, surviennent du dégoût, de l'encombrement du tube digestif par les résidus azotés[2].

A côté de ce régime animal exclusif, nous voyons des gens suivre un régime purement *végétal*. Les paysans, surtout dans les pays pauvres, (Bretagne, Ecosse), les coolies Japonais, qui se nourrissent de quelques poignée de riz, les végétariens volontaires en sont de nombreux exemples. Hartmann a pu soutenir un homme pendant quelques jours avec un régime exclusivement végétal (pain, légumes, pommes de terre, lentilles, etc.) sans aucune perte de poids. Une telle alimentation est donc possible, mais présente, elle aussi, des inconvénients. Quand on songe aux quantités énormes (4 kg. de pommes de terre, 1 kg. de pain noir) qu'il faut absorber pour équilibrer les dépenses de l'organisme, on comprend que le tube digestif se révolte et que des troubles divers (nausées, vomissements, diarrhée) ne tardent pas à apparaître.

L'observation vulgaire, les habitudes culinaires, la brièveté du tube digestif, plaident donc en faveur d'un régime mixte, du moins dans nos pays. « Il ne suffit pas d'ingérer une quantité déterminée d'aliments, il importe à la santé que ces aliments soient *extrêmement*

[1] Hugounenq, *Cours de chimie biologique*, 1902-1903.

[2] L'abus de la viande est une des causes de la goutte, des coliques néphrétiques et favoriserait, au dire de certains auteurs, le développement du cancer.

variés[1].» Sauf des cas exceptionnels, l'estomac de l'homme s'accommoderait mal d'un régime dans lequel, avec l'albumine, n'entreraient que des graisses ou des hydrates de carbone. Aussi, est-ce un régime mixte composé de ces trois éléments qui constitue la ration d'entretien normale.

Ces *régimes mixtes* ont été étudiés par divers auteurs avec des résultats plus ou moins identiques (Forster, Moleschott, Wolff, Oklmüller, Liebig, etc.).

Vierordt, chez un adulte normal, fixe en vingt-quatre heures le *bulletin des recettes* de l'organisme de la façon suivante : Albumine, 120 grammes ; graisses, 90 ; amylacées, 330 ; eau, 2.818 ; sels, 32 ; oxygène respiré, 750, — soit un total de 4.134 grammes. Les dépenses par l'haleine pulmonaire, l'urine, les excréments, la sueur s'élèvent seulement à 3.838 grammes. La *balance* entre le bulletin des *dépenses* et celui des *recettes* montre, pour le budget de l'économie, un *boni* de 296 grammes.

Ranke et Moleschott, dans des expériences sur des soldats, sont arrivés à équilibrer les recettes et les dépenses avec des rations très peu différentes de celles de Vierordt.

	Ranke.	Moleschott.
	—	—
Albuminoïdes	100	130
Graisses	100	84
Hydrates de carbone. . . .	240	404
Sels	25	30
Eau	2.600	2,800

Ce sont là de très bons types de ration d'entretien.

[1] Dechambre, *Dict. des sc. méd.*

Ces résultats sont contrôlés d'autre part, par l'étude des *calories*.

Depuis les travaux d'Andral et Gavarret, d'A. Gauthier, de Richet, on sait que le total des dépenses d'un adulte normal de 60 kilogrammes environ est, par jour, de 2.700 à 2.800 calories. Pour Munk et Ewald, ce chiffre est un peu trop élevé ; ils admettent seulement 2.500 calories. (M. Chauveau fixe aussi le même chiffre.) D'autre part, d'après les travaux de Rübner, la chaleur dégagée par les divers aliments peut être évaluée :

Pour l'albumine à	4 c. 1	par gramme
— les hydrates de carbone à . .	4 c. 1	—
— les graisses à	9 c. 3	—

M. A. Gautier[1] nous donne des chiffres un peu plus élevés.

Albumine, 4c. 86, hydrate de carbone, 4c. 23 ; graisses, 9 c. 80.

Les chiffres de Rübner étant admis par la plupart des physiologistes, ce sont ceux que nous choisirons.

Connaissant les dépenses totales de l'organisme en calories et le pouvoir thermogène de chaque aliment, il est facile dès lors d'établir une ration d'entretien.

Voici les chiffres fixés par Munk et Ewald pour un homme normal de 60 kilogrammes environ :

	Album.	Gr.	H.C.
Homme au repos . . .	100	56	400 à 450
— travail moyen .	110	56	500
— considérable .	120-130	90-100	500

L'homme au travail dépensera, pour eux, de 3.000 à 3.500 calories.

[1] A. Gautier, *l'Alimentation et les régimes*, 1904.

M. A. Gautier nous donne des chiffres un peu supérieurs :

	Alb.	Gr.	H.C.
	—	—	—
Homme au repos . . .	108	49	400
— au travail . .	150	60	560

Pour M. Chauveau la proportion est la suivante :

Graisses, 50 ; albumine, 100 ; hydrates de carbone, 400.

On le voit, les indications fournies sont très variables, notamment pour l'albumine, dont on connait le rôle primordial : (Voit, 118 ; Münk, 100 ; Gautier, 108 ; Bolhaud, 90 ; Maurel, 97 ; Gautier 78.) On admet généralement, avec G. Sée, qu'il faut 1 gr. 25 à 1 gr. 50 par kilogramme d'individu (soit en tout 70 à 75 gr.) : les autres aliments (graisses et hydrates de carbone) fourniront les calories accessoires, environ 2.500 au repos et 3.000 pendant le travail.

D'après des travaux récents, ces doses sont encore exagérées. La sensation de faim est généralement notre seule guide dans la détermination de la quantité des aliments que nous devons ingérer : et nous savons combien ce signe est trompeur !

M. Bardet[1] s'est élevé contre les chiffres fournis par les physiologistes. Il pense que la quantité d'albumine peut être fixée à 0,75 par kilogramme. La ration d'entretien ainsi modifiée se répartirait de la façon suivante : Hydrates de carbone, 2,35 ; graisses, 50 ; albumine, 60.

[1] Bardet, *Bull. de thérapeutique*, 1902.

MM. Barbier et Linossier sont du même avis : « Il est difficile, dit le premier, de donner par un simple calcul de calories une formule d'alimentation complète et parfaite. »

M. Linossier déclare de son côté[1] que la *ration normale* n'existe pas : il n'y a qu'une *ration d'entretien moyenne.* On comprend, en effet, « qu'il est impossible d'établir une ration d'entretien applicable à tous les individus indistinctement, même à la condition de tenir compte de leur *poids* et de leur *activité.* Le poids du corps lui-même conduirait à des notions fausses, si l'on ne faisait intervenir des corrections relatives à la *taille,* au *degré d'embonpoint.* Le même poids du corps ne renferme pas, en effet, chez l'obèse et chez le maigre, la même quantité de matière réellement vivante, c'est-à-dire de protoplasma[1] ». Il serait superflu de démontrer qu'une ration alimentaire identique ne saurait convenir à l'*ouvrier* se livrant à un effort musculaire intensif, au *savant* fournissant un travail intellectuel, et aux *convalescents* dont les réserves sont épuisées. A côté des individus à *nutrition ralentie* (vieillards, obèses, hystériques) qui maintiennent leur poids corporel avec une quantité très faible d'aliments, on trouvera les *accélérés de la nutrition*, surtout les tuberculeux héréditaires, qui *gaspillent* leurs recettes. L'*enfant*, qui a besoin, en outre de sa *ration d'entretien*, d'une *ration d'accroissement*, ne peut pas non plus être comparé à l'adulte ou au

[1] Linossier, *Bull. de thérapeutique*, 2 déc. 1902.
[2] Linossier, *Bull. de thérapeutique*, 24 déc. 1902.

vieillard. Le milieu social, les climats, les habitudes de race, le sexe... etc., sont tout autant de causes de variabilité dont il importe de tenir compte. On conçoit combien le problème est complexe et combien il faudra de recherches encore avant qu'il soit élucidé.

Arrivées dans le tube digestif et ses annexes, les substances alimentaires sont digérées plus ou moins rapidement. Cette *digestibilité* est de la plus haute importance, car sa connaissance nous permettra de calculer les quantités efficaces qui arrivent réellement jusqu'aux organes, soit comme matériaux plastiques, soit comme source d'énergie et de fonctionnement.

Leube et Penzoldt ont dressé des *tables de digestibilité*. Nous résumons le résultat de leurs travaux. Pour eux donc, le bouillon, les œufs à la coque, les biscuits forment le *groupe le plus digestible ;*

— Les œufs en neige, les viandes de poulet et de pigeon cuites à l'étuvée, la cervelle, le ris de veau, les potages au tapioca, à la semoule, constituent le *second groupe ;*

— La viande de bœuf crue râpée, le jambon haché, le bifteck grillé, la purée de pommes de terre, le pain rassis, le café au lait, constituent le *troisième groupe ;*

— Le poulet, le pigeon, le perdreau rôti, le rosbif froid, le veau rôti, les œufs brouillés ou en omelettes, le poisson bouilli, le riz cuit à l'eau, le macaroni, les épinards, les pommes cuites, les vins blancs étendus d'eau forment le *quatrième groupe.*

N'oublions pas que cet ordre de digestibilité peut être encore modifié par les caprices de chaque estomac en particulier.

Il importe, en outre, de déterminer pour chaque aliment le *quantum* utilisé et résorbé dans l'intestin et la proportion indigérée destinée à être rejetée au dehors, autrement dit le *coefficient d'utilisation*. Il faut normalement que 95 pour 100 environ des substances alimentaires introduites dans l'organisme soient utilisés pour que la digestion et l'alimentation restent bonnes.

Signalons parmi les aliments les mieux utilisés : le pain blanc, 96.3 pour 100 ; le pain et le lait (parties égales), 93.8 pour 100 ; le pain et les œufs (parties égales), 95.6 pour 100 ; le régime pain (2 parties) et viande (1 partie), 94.4 pour 100. — Les régimes complets : 1° lait, viande, pain, beurre ; — 2° viande, pain, riz, fromage, beurre, crème ; — 3° viande, pommes de terre, pois, beurre, fromage, donnent une utilisation totale, variant de 95 à 87 pour 100.

Toutes ces recherches de Penzoldt et Leube sont des expériences de laboratoire ; mais la pratique journalière vient leur donner une entière confirmation.

Ces quelques notions physiologiques nous ont paru indispensables pour rendre plus facilement compréhensibles les théories exposées aux chapitres suivants.

CHAPITRE II

LA SURALIMENTATION ; SON UTILITÉ ; SES EXCÈS

Villemin, en 1865, étant parvenu à inoculer la tuberculose, et Koch, dix-sept ans plus tard, ayant montré victorieusement, sous l'objectif de son microscope, le bacille, agent de la contagion, il était permis de croire qu'on allait bien vite découvrir le traitement d'une maladie dont la cause était connue. Il n'en fut rien ; travaux et expériences se succédèrent : le grand mal social n'en continua pas moins ses ravages.

Les statistiques, avec leur brutale éloquence, nous apprennent qu'en France seulement il y a 500.000 tuberculeux, et que, sur ce nombre, il en meurt en moyenne 150.000 par an[1].

Pourquoi cette véritable faillite de la thérapeutique en face du terrible ennemi ?

C'est que, pour devenir tuberculeux, il faut quelque chose de plus que l'agent de la contagion (auquel nous sommes tous plus ou moins exposés), il faut un *terrain*

[1] La Russie paie le lourd tribut annuel de 4.000 décès par million d'habitants.

France et Autriche = 3.000.

Allemagne, Irlande, Suède, Suisse = 2.000.

Angleterre, Belgique, Ecosse, Hollande, Italie, Norwège = 1.000 (*Statistique de l'Officiel sanitaire de Berlin*).

favorable à la multiplication du bacille[1]. Nous allons voir rapidement comment cette notion, étudiée et approfondie d'une façon scientifique durant ce siècle, fut le point de départ d'une transformation complète et d'une orientation nouvelle du traitement anti-tuberculeux.

L'organisme du bacillaire est sujet à des combustions plus actives que celui de l'homme sain ; ses pertes (sudorales, intestinales, bronchiques) sont aussi plus considérables ; pour employer une expression classique, « sa recette est nulle, ses dépenses sont exagérées. » Plus ou moins rapidement, mais fatalement, il subit une sorte d'autophagie, se traduisant par un amaigrissement continu et progressif, qui porte sur la graisse et la chair musculaire. « Le terme *consomption* — fait remarquer le professeur Renaut, — instinctivement trouvé par le vulgaire pour désigner l'état général du phtisique, est l'expression d'une vérité d'ordre biochimique et non plus seulement une figure de rhétorique... Le tuberculeux fait des oxydations incessantes et sans aucune trêve. Il prend l'oxygène au dehors à un taux énorme et l'emploie tout entier à des combustions interstitielles complètes. Il se *déminéralise* rapidement et largement[2] ».

[1] Voir A. Robin et M. Binet, *Prophylaxie de la tuberculose pulmonaire par la connaissance du terrain* (Congrès britan. de la Tub., 1901).

[2] Citons, pour mémoire, les expériences ayant abouti aux constations suivantes :

a) Prépondérance anormale prise par l'azote dans le terrain tuberculeux (Robin et Binet).

b) Pauvreté de l'urine en chlorure (2,90 de chlore seulement

La tuberculose étant le type par excellence de la maladie cachectisante, n'est-il pas naturel que l'effort du médecin tende surtout à fortifier l'organisme malade, à l'empêcher de s'affaiblir, en un mot à lui fournir les armes qui lui permettront de supporter la lutte?

L'idée, en elle-même, est d'ailleurs ancienne : on la retrouve à chaque pas dans la littérature médicale. Dans un ouvrage publié à Paris en 1851 par Lecoupey (ouvrage faisant suite à une communication analogue faite, deux ans auparavant, à l'Académie des sciences), l'auteur signale l'existence d'animalcules générateurs de la tuberculose... « ne dépassant jamais un centième de millimètre de diamètre », et il ajoute que la thérapeutique a un double but à remplir : « détruire ces animalcules et *bonifier l'économie*[1]. »

au lieu de 8 ou 10, chiffre normal) et diminution de l'urée dans 68 pour 100 des cas (Berlioz). Le rapport de l'urée aux matières solides (coefficient azoté) est abaissé à 39 pour 100 au lieu de 50 pour 100.

c) Diminution constante de l'acidité totale (Boureau).

d) Phosphaturie et sa relation étroite avec la tuberculose (Hariel et Daremberg). C'est un signe du commencement de la dénutrition. Au début de la phtisie, le malade perd 3 ou 4 grammes de phosphates par litre d'urine ; à la période de cachexie, la phosphaturie s'arrête (Pr. Teissier).

[1] Le professeur Landouzy, au cours de ses leçons sur la sérothérapie, faisait remarquer que les Anciens (envers lesquels nous sommes parfois bien ingrats !) avaient un culte spécial pour la déesse *Hygie* qu'ils plaçaient au-dessus de la *Minerva medica*. Le bon Rabelais formulait la même pensée ; il critiquait les *guérisseurs* de son temps, « voyant les bons médicins donner tel ordre à la partie prophylacticque et conservatrice de santé en leur endroit, qu'ils n'ont besoin de la thérapeutrie et curative par médicaments ».

A leur tour, Broca et Wins[1] écrivaient en 1883 : « Il n'ya pas lieu d'être surpris qu'*en modifiant le milieu intérieur*, on le rende impropre au développement du parasite de la tuberculose. Ce parasite trouve un terrain favorable dans les organes débilités. Si, sur un sol pauvre et maigre, encombré de plantes parasitaires, on dépose des couches d'engrais, on modifiera le sol. Il y poussera bien des plantes parasitaires, mais ce ne sont plus celles qui poussaient lorsque la terre était en friche ». Les dosages d'urée, cités par ces deux auteurs dans le courant de leurs observations, montrent jusqu'à quel point on peut modifier le milieu intérieur des malades suralimentés.

A la même époque et dans le même ordre d'idées, Debove, se servant d'une ingénieuse comparaison, démontrait que le meilleur traitement d'une vigne ravagée par le phylloxera consistait à *fumer fortement la terre ;* si l'on ne tuait pas le parasite, on donnait du moins à la plante la force nécessaire pour le supporter.

Cette analogie entre la fumure et la suralimentation nous semble assez étroite, la force de réaction de l'organisme — comme celle du terrain — s'expliquant par un apport de matériaux nutritifs suffisants.

Nous empruntons au récent travail de MM. Plicke et Verhaeren[2] la citation suivante ; elle est relative à deux parasites végétaux (décrits par M. Prilleux), qui déterminent la maladie du châtaignier. Ces champignons, le *Diplodina castanea* et le *Phyllostricta maculi*

[1] Broca et Wins, *Bull. général de thérapeutique*, 1883, t, CV.
[2] Plicke et Verhaeren, *la cure de la tuberculose dans les Sanatoria français* (Paris, Naud, 1903).

formis ont des spores présentant avec les bacilles une telle analogie de formes, qu'elles sont décrites sous le nom de *spores bacillaires* dans les traités de pathologie végétale. « Dans les terrains riches en humus, le mycélium vit sur le châtaignier à l'état de symbiose indifférente, comme un simple commensal. Si l'humus s'épuise ou est enlevé, le mycelium devient au contraire parasite et attaque les tissus végétaux. Suivant la pauvreté ou la richesse des éléments reçus par l'arbre, un même organisme est tantôt à l'état de microbisme actif, tantôt à l'état de microbisme latent. »

N'est-il pas permis de faire, à l'égard de la bacillose pulmonaire — maladie parasitaire bien plus que microbienne — une comparaison analogue ? Tantôt nous la verrons éclater avec une rapidité foudroyante, sous forme de granulie aiguë ; d'autres fois, après une incubation plus ou moins longue, elle évoluera pour ainsi dire sournoisement, durant des mois et des années, avec des périodes de rémission ou de recrudescence essentiellement variables, suivant les conditions, également variables, dans lesquelles se trouvera le terrain, autrement dit l'organisme.

M. le professeur Grancher démontre que tout tubercule peut guérir *par sclérose*, quelle que soit sa forme anatomique : « D'où viendra, dit-il, le secours capable de transformer un mouvement de dégénérescence en un mouvement de régénération ? Et comment un organisme, déjà miné, pourra-t-il se défendre et fournir les matériaux d'une coque cicatricielle quand chacun de ses éléments histologiques est réduit à un minimum de vitalité incapable de le maintenir en l'état physiologique? Il faut donc, quelle que soit la thérapeutique mise en action, que la nutrition normale des cellules organiques soit réalisée *et même dépassée*, puisque ces cellules ont à pourvoir à une végétation conjonctive réparatrice. »

Le problème semble, dès lors, résolu. La tuberculose est curable (la formule n'est plus à démontrer) et c'est par crétification du tubercule, ou, tout au moins, par sa transformation fibreuse que s'opère cette guérison[1].

D'où cette seconde conclusion dégagée par le Dr J. Tétau[2] : « que, dans la lutte contre la phtisie pulmonaire, la plus terrible de toutes les tuberculoses, il importe de faire un *diagnostic précoce* du terrain de prédisposition », puisque c'est le traitement du terrain qui règle la marche de l'affection bacillaire.

A la désassimilation trop active, à la « déminéralisation » de l'organisme, nous opposerons donc un procédé inverse, mettant en pratique la phrase devenue proverbiale de Daremberg : « L'estomac est la place forte des phtisiques et l'alimentation leur moyen de défense. » Mais il ne suffira pas, pour rétablir l'équilibre nutritif,

[1] Hippocrate lui-même disait : « Le phtisique, s'il est traité dès l'abord, guérit. » L'anatomie pathologique vient chaque jour, donner raison au Père de la Médecine. Carswell, en 1838, après lui Laënnec, Guillot, Letulle, Brouardel, Köhler ont établi que *dans plus de la moitié* des autopsies, on trouvait d'anciennes lésions tuberculeuses (parfois de vastes cavernes) complètement cicatrisées. Et si l'on admet que la plupart des sujets n'ont suivi aucun traitement hygiénique, on est obligé de conclure que leur résistance personnelle seule s'est chargée de la guérison. La statistique a de quoi nous consoler !

[2] V. *Bull. de thérap.*, 1903, t. CXLV.

de sauvegarder la *ration d'entretien* exposée au chapitre précédent, il faudra, en outre, instituer une *ration d'épargne* qui préviendra les effets de la cachexie tuberculeuse.

J. Fuster, de Montpellier, fut le premier en France qui passa de la théorie à la pratique. Dans un rapport à l'Académie des sciences, en 1865, il préconise l'*alcool* et la *pulpe de viande crue*, pilée et tamisée, « sans préjudice de l'alimentation ordinaire » (100 gr. d'alcool ; 100 à 300 gr. de viande[1]). Il constate les excellents résultats de sa méthode sur les seize phtisiques soumis à l'expérience, ajoutant que le traitement est « puissamment secondé par un régime substantiel, un air pur et l'attention à détruire les complications intercurrentes et les symptômes prédominants ». Au troisième degré, l'amendement signalé n'aboutit qu'à prolonger l'existence ; mais, au premier et au deuxième degré, il « triomphe de la maladie. » Ses conclusions, formulées dans un autre rapport à l'Institut de France (en 1866), sont les suivantes :

« 1° Retour des forces, ranimation de la physionomie, renaissance de l'appétit, augmentation de l'embonpoint. » En deux ou trois semaines, les malades gagnent 2, 3, 4 ou 5 kilogrammes (!)

[1] La pulpe de viande est partagée en boulettes de la grosseur d'une fraise ou d'une noisette ; on les enveloppe d'une couche de gelée d'abricots ou de sucre pilé et on les avale sans les mâcher.

Les potions alcooliques se composent de 100 grammes d'alcool à 20 degrés Baumé, pour 300 de véhicule édulcoré. On les donne par cuillerées à bouche d'heure en heure ; la base peut être du rhum, du cognac ou du kirsch.

« 2° Cessation de la fièvre hectique, des diarrhées « et des sueurs colliquatives.

« 3° Arrêt des tubercules et cicatrisation. »

De tels résultats, aussi rapides qu'inespérés, devaient ouvrir la voie à une série d'expériences analogues. Tour à tour, nous voyons James H. Bennett (1874), Jaccoud (1881), Debove et Dujardin-Beaumetz (1882), Hérard, Cornil et Hanot (1888), essayer le procédé en le modifiant plus ou moins, mais toujours avec un égal bonheur. A la fin du siècle dernier, May (Angleterre) et Salvadori (Italie), veulent faire de la suralimentation la base *exclusive* de la thérapeutique anti-tuberculeuse.

De nos jours, la méthode ne compte plus que des partisans. La suralimentation, pour employer l'expression du Dr Barbary, « est devenue inévitable. » Combinée à la cure d'air et à la cure de repos (conditions que s'efforce de réaliser le sanatorium), elle compte à son actif d'indéniables succès, à condition, toutefois, d'être *méthodique*, *rationnelle* et *prudente*.

Bien qu'il nous paraisse superflu d'appuyer cette assertion par des exemples, nous ne pouvons nous empêcher de reproduire les deux observations qui suivent ; elles sont caractéristiques.

La première, toute récente, nous a été communiquée par notre ami le Dr A. Sargnon.

OBSERVATION A (inédite.)

Il s'agit d'une femme de vingt-cinq ans, présentant des symptômes nets aux deux sommets (râles humides à gauche ; à droite, quelques craquements secs). Le début de l'affection remonte en janvier 1903. La malade, que nous voyons deux mois après, est soumise à la médication arsenicale et à une suralimentation modérée. Voici, d'ailleurs, la composition du régime journalier :

Matin : 7 heures : café au lait ou chocolat.
8 heures : potage et poudre de viande.
10 heures : une tasse de lait et un œuf.
11 h. 1/2 : dîner, avec de la poudre de viande à la fin du repas ; un peu de champagne.

Soir : 3 heures : une tasse de lait.
4 h. 1/2 : un œuf frais.
6 heures : bouillon de poireau, très chaud et salé, dans lequel on jette la pulpe d'un bifteack ou d'une côtelette crue.
7 heures : souper avec poudre de viande.
9 heures : tasse de lait.
Au milieu de la nuit : tasse de lait.

En résumé, la malade absorbait par jour, outre ses repas ordinaires : quatre tasses de lait, deux œufs, un peu de viande crue et 60 grammes environ de poudre de viande.

A ce régime, l'engraissement avait été rapide et les lésions pulmonaires diminuaient. En septembre 1903, pendant un séjour à la campagne au pied du mont Pilat, la malade prend brusquement un hydro-pneumothorax à gauche : *état très grave*, auquel vient s'ajouter encore une grossesse assez avancée. Naturellement, la suralimentation est suspendue ; ce n'est que trois semaines plus tard, progressivement, à mesure que la malade se rétablit, que le régime est ramené à son taux primitif.

La jeune femme, revue dans le courant de novembre dernier, va *aussi bien que possible*. Les lésions pulmonaires, uniquement localisées à gauche, n'évoluent pas.

Le 29 janvier 1904, la malade (une primipare) accouche en 5 heures, sans intervention, d'un garçon pesant 4 kil. 300 ; l'enfant est mis en nourrice. Les suites de couches sont excellentes.

Le 16 février dernier, la famille écrit que la malade *va très bien* [1].

De cet exemple intéressant d'une suralimentation *normale*, nous pouvons tirer cette double conclusion :

1° Le régime alimentaire a eu pour conséquence l'amélioration de la lésion pulmonaire;

2° La malade a pu faire les frais d'un hydro-pneumothorax et d'une grossesse simultanée.

Non moins démonstrative est la seconde observation, due à l'obligeance de M. le professeur Renaut.

Nous la reproduisons *in extenso* avec les commentaires qui l'accompagnent.

OBSERVATION B

Il s'agit d'un des malades dont j'ai parlé dans ma communication faite le 30 mai 1897, à l'Académie de médecine, à propos du cacodylate de sodium.

En 1897, à la suite d'un surmenage intense, il prend une pleurésie tuberculeuse à droite, dans la convalescence de laquelle on voit apparaître, au sommet du poumon droit, des signes nets de pneumonie caséeuse. Mis à une suralimentation bien réglée, au repos relatif et au traitement par la liqueur de Fowler diluée, administrée en injections rectales, il s'améliore rapidement et largement. Puis au printemps de 1898, à la suite d'un voyage, on voit éclater une poussée de tuberculose à forme bronchopneumonique du côté gauche. On persiste à suralimenter le malade, à le traiter par l'arsenic (injections rectales de cacodylate à partir du 1er janvier 1899).

[1] Nous remercions MM. les Drs Martin (de la Chapelle-de-Guinchay et Charrin (de Saint-Chamond) qui ont bieu voulu nous tenir au courant des phases successives de la maladie.

A la fin de mai 1899, le malade *aussi bien guéri que peut l'être un ancien phtisique*, comme je le disais alors à l'Académie, pesait près de 80 kilogrammes — poids considérable pour un homme de taille moyenne. — Il était, en somme, gras; l'appétit était revenu actif et même très développé. Il demeura tel jusqu'au début de juillet 1903, les hivers étaient passés soit à Mustapha, soit à Grasse; les lésions du sommet droit évoluaientlentement vers la sclérose. Bref, le malade guérissait lentement par emphysème, semblait-il du moins. Cependant, au cours de l'été de 1903, passé dans une station de montagne au voisinage du Puy-en-Velay le malade se surmène, veut faire. pour s'occuper, un peu de pratique médicale gratuite. Il est parfois, dans ses courses, surpris par des pluies : derechef ses lésions du sommet droit se remettent en variation, puis elles progressent vite. Une caverne se forme, et, en quelques semaines, cet homme dont le poids avait à peine fléchi meurt d'une cachexie cavitaire rapide, avec de l'entérite intense, des œdèmes périphériques sans albuminurie. Bref, il périt surtout intoxiqué, au cours de novembre dernier.

M. le professeur Renaut fait remarquer que son malade avait soutenu pendant six ans la lutte contre son mal, uniquement, semble-t-il :

1° Par *l'épargne de ses dépenses organiques* due à la médication arsenicale constamment suivie ;

2° Par *l'obtention et le maintien de réserves* résultant d'une suralimentation bien conduite.

On a pu assister à ce spectacle éminemment suggestif : un malade chez lequel « l'épine tuberculeuse est si solidement insérée, qu'elle persiste malgré tout, qu'elle évolue vers la caséification, puis le ramollissement, par poussées que des intervalles d'arrêt séparent de la variation dégénérative, et qui, malgré cela, persiste à vivre et à le faire avec des forces, de l'embonpoint, de l'appétit souvent au-dessus de la moyenne ». Un tel sursis de six années, il l'a dû certainement à la thérapeutique médicamenteuse, alimentaire et hygiénique.

« Cette observation (conclut le professeur Renaut), montre quel parti on peut tirer de la suralimentation dans une forme de phtisie tenace, à récidives, et où la lutte entre le parasite et la résistance de l'organisme se prolonge à la façon d'une guerre qui va s'éternisant par suite des succès et des insuccès alternatifs, mais non décisifs, des adversaires. Car on sait que souvent une telle guerre aboutit à une paix honorable entre les tenants. Un assez grand nombre de ces malades dont la pancarte porte, dans nos services, le diagnostic « catarrhe et emphysème » sont d'anciens phtisiques... Je tiens à dire très haut que tout médecin digne de ce nom doit engager cette action de défense, même s'il est en présence d'une lésion tuberculeuse pulmonaire profondément insérée et nettement affirmée. »

Malheureusement, *prescrire* un régime ne suffit pas; il faut encore le *conduire* avec tact et méthode. Or, si tous les thérapeutes ont admis le *principe* de la suralimentation, par contre l'accord est loin d'être fait relativement à la *façon* dont le traitement doit s'effectuer, à la *nature* des aliments, et surtout aux *doses* qu'il convient d'administrer.

Là, pourtant, gît tout l'intérêt de la question!

Dujardin-Beaumetz écrivait en 1881 : « Toutes les fois que, par un moyen ou par un autre, on relève la nutrition des phtisiques, on diminue l'intensité des phénomènes généraux et l'on atténue la marche de la maladie. » Pour relever cette nutrition, l'auteur avait recours à *l'alimentation forcée*. Son mélange alimentaire se composait de lait (1 litre) de viande crue hachée (150 grammes) et d'œufs (4, jaune et blanc compris) ; le tout formant une masse assez homogène introduite dans l'estomac à l'aide du tube de Faucher. Le mélange variait, d'ailleurs ; il y ajoutait de l'huile de foie de morue, du sel marin, des peptones.

Debove allait plus loin. Il avait recours, lui aussi, pour nourrir les phtisiques à qui l'anorexie, le dégoût ou les vomissements ne permettent pas l'alimentation naturelle, à la sonde œsophagienne. Partisan des « aliments les plus nourrissants sous un petit volume », il administrait à ses malades de 4 à 500 grammes de poudre de viande en vingt-quatre heures (ce qui équivaut à 2 kilogrammes de viande fraîche), et, *en plus*, de 200 à 400 grammes de poudre de haricots ou de lentilles, 10 œufs et 3 litres de lait, « sans compter les rations ordinaires de l'hôpital »..... A un tuberculeux de son service, un infirmier, il a donné jusqu'à 600 grammes de poudre de viande et 150 grammes de poudre de lentilles : le régime a été maintenu pendant vingt jours et n'a été réduit à un taux plus raisonnable qu'à la suite de divers symptômes d'intolérance manifestés par le sujet. (4 selles diarrhéiques par jour, vomissements, chûte du poids... etc.)

La plupart du temps (est-il besoin de le faire remarquer ?), *c'est le malade lui-même*, stimulé par son entourage, qui dépassera la mesure, et cela, malgré les conseils et les avertissements de son médecin.

Naguère, M. le Dr Lyonnet, dans une de ses leçons cliniques de l'hôpital Saint-Pothin[1], nous schématisait un de ces cas de la façon suivante : « C'est un jeune homme d'une famille riche ou aisée, un ami, un parent qui devient tuberculeux. L'amaigrissement, la toux, une hémoptysie l'effraient, il vient se faire ausculter. Vite, on lui conseille de quitter la ville, de partir en Algérie, à la montagne, dans un sanatorium ; on lui prescrit un repos complet et on lui recommande la suralimentation. Avec cela, un peu d'arsenic, *trop souvent* aussi de la créosote, etc. Le premier effroi passé, le jeune homme s'attrape au traitement avec ce courage que M. Sabourin regarde comme indispensable à la guérison. Il double, triple les doses des remèdes ; quant à la question d'alimentation, il ne connaît plus de limites ; grâce à ce que l'on a justement appelé *l'entraînement alimentaire*, il dévore véritablement. Vous lui avez dit de faire trois repas et deux goûters, il fait cinq à six vrais repas ; vous lui avez dit de prendre six œufs par jour, il en prend dix à douze. La viande rôtie, la viande crue, les légumes, tout cela est quadruplé, quintuplé. Souvent, aussi, le vin et les liqueurs sont augmentés en proportions égales... »

C'est par milliers qu'on pourrait citer des exemples analogues.

La question de la *zomothérapie* trouve ici sa place tout indiquée.

[1] B. Lyonnet, L'alimentation des tuberculeux (V. *Journal des Médecins praticiens de Lyon et de la région*, 31 août 1903).

Des chiens, rendus tuberculeux, sont traités par un *plasma* ou *sérum* de viande crue ainsi obtenu : 2 kilogrammes de chair musculaire hachée sont macérés dans un litre d'eau froide, le tout est ensuite pressé et l'on obtient de 1.100 à 1.200 grammes de liquide. Les chiens tuberculisés nourris avec ce plasma sont guéris rapidement. Telle est la découverte des Drs Richet et Héricourt, qui déclarent avoir soumis à ce régime spécial (fin de l'année 1899) un certain nombre de phtisiques et en avoir retiré des résultats aussi rapides que satisfaisants.

On trouvera dans la *Revue de la Tuberculose* une description détaillée des préparations zomothérapiques, soit sous forme de viande crue, soit sous forme de suc musculaire.

Les promoteurs de la méthode (renouvelée, comme on le voit, de celle de Fuster), ne veulent à aucun prix assimiler le traitement carné à un procédé quelconque d'alimentation. M. Richet, qui fait en termes très heureux[1] le procès de la suralimentation ordinaire, exige toutefois pour ses malades une dose quotidienne de 750 grammes de viande crue (ou 600 grammes de sérum), la dose de 500 grammes étant, selon lui, inefficace.

De son côté, M. Héricourt[2] fixe les doses suivantes :

1° Pour une tuberculose du 1er degré : de 200 à 400 grammes de suc musculaire ;

[1] *Revue de la tuberculose*, février 1901.
[2] *Revue de la tuberculose*, mai 1901.

2° Pour une tuberculose du 2e degré : de 400 à 800 grammes ;

3° Pour une tuberculose du 3e degré : de 800 à 1200 grammes, ces derniers chiffres représentant la valeur de 2 à 3 kilogrammes de viande.

Si l'on remplace le suc par la *viande crue*, le malade devra en absorber par jour :

1° Pour une tuberculose du 1er degré : de 300 à 400 grammes ;

2° Pour une tuberculose du 2e degré : de 500 à 800 grammes.

Les deux auteurs veulent 15 grammes de viande par kilogramme de malade. Notons que ces doses viennent *s'ajouter à l'alimentation ordinaire* et qu'il faut continuer ce traitement *pendant plusieurs mois*, son interruption, au dire de M. Richet, devant provoquer des rechutes[1].

M. Patoir fait remarquer à ce propos[2], avec une grande justesse, que rien n'est plus naturel de voir des chiens supporter un pareil régime, puisqu'ils sont *nor-*

[1] Les Drs Josias et Roux, en 1901, ont traité des enfants (hôpital Trousseau) par le sérum musculaire, d'après le procédé Richet et Héricourt. Leurs conclusions sont, qu'au deuxième degré, lorsque la tuberculose est ouverte, le suc de viande crue améliore notablement l'*état général*, mais la fièvre persiste et le traitement ne suffit pas à élever considérablement le poids. Lorsque la lésion tuberculeuse est envahie par tous les microbes secondaires qui végètent dans les poumons en voie de ramollissement et dans les cavernes, le traitement n'a plus qu'une action thérapeutique *très relative.*

[2] Dr Patoir, *Echo médical du Nord,* 17 novembre 1901.

malement carnivores, et, qu'au besoin, ils se nourrissent impunément de viandes avariées.

D'ailleurs, même en admettant que la zomothérapie soit un remède vraiment *spécifique* de la tuberculose, que ses résultats, aussi héroïques chez l'homme que chez le chien, soient uniquement dus « à une action antitoxique métatrophique », il n'en est pas moins vrai, comme il ressort de nos observations, que la trop grande quantité ou même simplement l'*usage prolongé* de la viande crue ou du jus de viande chez un tuberculeux, peut provoquer du côté de son tube digestif, de son foie et de ses reins, des désordres identiques à ceux de la suralimentation carnée. Il nous semble donc permis de l'assimiler à cette dernière, et, sans en contester les réels avantages, en signaler aussi les inconvénients.

Nous reconnaîtrons donc avec le professeur Grancher, que ce terme de *suralimentation* (créé par M. Milliard) mérite la bonne fortune dont il a joui dès l'abord. Il exprime, en effet, une chose vraie, à savoir « l'assimilation rapide, exagérée, d'un *aliment* absorbé en quantités excessives, *dépassant les besions réels de l'économie* et aboutissant à une sorte de gavage cellulaire. »

Sans doute, on invoquera, pour justifier les doses extrêmes préconisées par Debove et Dujardin-Beaumetz, la *complaisance* de certains estomacs de phtisiques : nous n'en conclurons pas, pour cela, à la *nécessité* de ces débauches alimentaires. Il est des exceptions que l'on constate sans les expliquer. Tel malade parvenant à boire son *litre* d'huile de foie de morue en *trois jours* (Dieulafoy), tels autres faisant une consommation journalière de *vingt-quatre œufs* (Daremberg et Sabourin), ou de *800 grammes de viande crue* nous prouvent simplement, une fois de plus, que l'habitude peut devenir une seconde nature.

Il est évident qu'avec du temps, de la prudence et une surveillance continuelle, un médecin peut obtenir, dans certains cas, des résultats absolument extraordinaires. C'est l'histoire typique de cette créole, âgée de trente ans, soignée par le professeur Grancher, en 1877, cachectisée au point de ne pouvoir quitter le lit. Elle était complètement anorexique : le seul aspect des aliments provoquait chez elle un profond dégoût et des efforts de vomissement. On débute par une cuillérée de champagne, d'heure en heure, alternée avec une cuillerée à café de cognac. Au bout de six semaines, grâce à une progression calculée et d'infinies précautions, le régime s'était ainsi modifié (nous citons un des *menus* journaliers de la malade).

A 7 heures du matin : café au lait (une tasse à thé).

A 9 heures du matin : jus de viande pur (une tasse à café), cognac (un verre à liqueur).

A midi : huile de foie de morue (6 cuillerées). Déjeuner : une côtelette, deux œufs, une aile de poulet, dessert; champagne et cognac.

A 3 heures du soir : consommé américain (une tasse à thé), cognac (un verre à liqueur).

A 6 h. 1/2 : potage, viande rôtie, légumes, dessert; champagne et cognac.

A 9 h. 1/2 : jus de viande (une tasse à thé).

A 2 heures du matin : poulet froid, jambon ou saucisson, cognac ou malaga.

La malade consommait donc par jour en jus de viande ou en consommé américain, 2 kg. 500 de viande, et cela ajouté à ses repas ordinaires, supérieurs eux-mêmes à ceux qu'elle prenait jadis. Ajoutons enfin les six cuillerées d'huile de foie de morue, les vins généreux et l'alcool (ce régime revenait, en moyenne, à 18 francs par jour).

Nous nous bornerons à constater, avec le Dr Grancher lui-même, que ce fait rare « *exceptionnel* », était dû surtout au dévouement et à l'intelligence de l'entourage, à la qualité parfaite de la nourriture, enfin « à un appareil digestif inerte, *mais solide et perfectible* ». Ce dernier point surtout est à retenir.

Dettweiler disant, d'une façon aussi juste que pittoresque : « le boucher est le pharmacien de tuberculeux » n'avait certainement en vue que les malades *doués d'un bon appétit* et *digérant bien.*

En est-il toujours ainsi? Combien de fois l'anorexie, un dégoût insurmontable des aliments, des vomissements incoercibles ne viennent-ils pas se dresser en face du régime sauveur?

Il existe toute une catégorie de tuberculeux (et c'est l'immense majorité), qui sont *dyspeptiques* à un titre quelconque. Chez ces derniers, on le conçoit sans peine, l'application stricte du traitement serait une véritable utopie, par cela même qu'ils sont dans l'impossibilité de le tolérer? Tant il est vrai, pour employer une phrase devenue classique, que la maladie et les malades sont deux choses souvent bien distinctes.

Nous allons démontrer au chapitre suivant que, même chez les tuberculeux *possédant un tube digestif normal* (et ils sont bien rares !), la suralimentation peut avoir des effets désastreux, dès qu'elle dépasse une certaine mesure où méconnaît certaines règles.

CHAPITRE III

ACCIDENTS DUS A LA SURALIMENTATION

La première conséquence du régime alimentaire intensif chez le bacillaire « entraîné », c'est *l'augmentation de poids*, résultant d'un engraissement plus ou moins rapide, que vient encore favoriser la cure de repos.

On sait quelle importance le pauvre malade attache à cette constatation. La balance : voilà son juge ! Plus le nombre de kilogrammes gagnés sera considérable, plus il lui semblera entrevoir l'aurore d'une guérison prochaine. Et, pourtant, un tuberculeux obèse est loin d'être un tuberculeux guéri !

Le professeur Grancher n'est pas partisan de cet engraissement trompeur. Ce qu'il veut, c'est que son malade « reprenne ses forces et son poids normal... avec *quelques livres en plus* ». Pour lui, les tuberculeux qui, partis d'un poids initial de 60 kilogrammes (70 kilogrammes étant leur poids normal) atteignent 80, 90 kilogrammes et plus, dépassent la mesure et compromettent leur guérison.

Fernand Lagrange[1], en 1895, faisait remarquer

[1] F. Lagrange, *Revue des maladies de la nutrition*, 15 juin 1895.

avec une grande justesse que l'accroissement de poids que l'on demande au phtisique n'est pas la *cause*, mais le *témoin* de l'amélioration de la nutrition, « témoin souvent infidèle et toujours moins sûr que l'accroissement de la densité des tissus vivants ». Aussi conseille-t-il, pour évaluer autant que possible cette densité, de s'en rapporter à la *fermeté* plus qu'au volume des chairs, le muscle étant le plus dense des tissus mous.

M. Sabourin, insistant sur l'extrême difficulté qu'ont à guérir certains sujets gras ou à engraissement facile, citait, il y a deux ans[1], l'histoire d'une malade qu'il a dû *faire maigrir* très notablement pour améliorer son état. Chez cette dernière, le *moment* de la guérison parfaite était dépassé et la suralimentation avait produit une obésité pathologique constituant une vraie déchéance, à la faveur de laquelle les bacilles trouvaient dans son foyer pulmonaire un milieu de culture excellent[2].

A part de rares exceptions, l'histoire des tuberculeux engraissés (soit lentement et avec une progression calculée, soit rapidement par l'alimentation forcée), est à peu près la même. Pendant les premières semaines ou

[1] Ch. Sabourin, *Journal des Praticiens*. 1902, n°s 27 et 37.

[2] Il est permis de trouver au moins paradoxale l'opinion de certains auteurs (Bouchardat, Sarda et Vires, Parkes-Weber, Lemoine, etc.) relativement à la *bénignité(?)* de la tuberculose chez les individus gras et arthritiques. Les obèses, comme le fait remarquer M. Lyonnet, sont un terrain peu fait pour résister aux maladies infectieuses, puisque leur foie, leurs reins, tous leurs organes en général sont lésés. M. Maurice, son élève (thèse de Lyon, 1898), a démontré la gravité particulière de la fièvre typhoïde chez les obèses.

les premiers mois, ils supportent assez bien la cure, « le temps de se refaire », dit M. Sabourin. Une fois le degré de résistance suffisante atteint, ils deviennent bouffis, congestionnés ; la respiration est courte, l'appétit disparaît. En quelques jours, par l'effet du moindre changement des habitudes, sous l'influence d'une diarrhée quelconque, d'une simple indigestion, on peut voir s'effondrer tout cet édifice organique uniquement représenté par des réserves adipeuses. « Devant le peu de stabilité de ces tissus acquis *au mépris des lois qui régissent une saine nutrition*, dit M. Lagrange[1], on ne peut s'empêcher de songer à l'expression triviale, mais juste, des gens du peuple qui diraient : c'est de la *mauvaise graisse !* »

M. Debove lui-même a reconnu « l'extrême fragilité » de l'amélioration obtenue par sa méthode.

Un tel résultat est donc en somme déplorable. Ces malades, à qui le régime *légèrement augmenté* aurait permis de lutter, victorieusement peut-être, contre le bacille envahisseur, arrivent *à manger moins qu'auparavant*, en même temps qu'ils assistent à la *chute rapide de leur poids* et à *l'aggravation de leurs lésions pulmonaires*.

On conçoit sans peine que cette absorption journalière d'une quantité d'aliments dépassant les besoins de l'organisme (surtout s'il s'agit d'un régime carné exclusif), finisse par produire en même temps qu'un insurmontable dégoût une véritable *saturation*. Notons que cette dernière est souvent méconnue, aussi bien du

[1] F. Lagrange, *loc. cit.*

médecin que du malade, à cause de la diversité de formes qu'elle est susceptible de revêtir.

En 1902, MM. Bardswell, Goodbody et Chapman adressaient à la *British medical Association* un rapport relatif aux dangers de la suralimentation établie par eux sur plusieurs tuberculeux. Les conclusions des observateurs que nous empruntons au *British medical Journal* (22 février 1902) sont des plus instructives.

1° En augmentant la quantité d'albuminoïdes ingérés, on eut comme résultats :

a) Une excrétion exagérée de l'azote, hors de proportion avec l'azote absorbé ;

b) Une diminution de la quantité de l'azote éliminé à l'état d'urée, et, conséquemment, une augmentation de la quantité d'azote éliminé à l'état de corps moins oxydés ;

c) Une diminution dans le pourcentage des nitrogènes absorbés ;

d) Un accroissement du taux des sulfates aromatiques indiquant l'accroissement de la putréfaction intestinale ;

2° L'absorption de la graisse, même administrée en grandes quantités, est restée très bonne.

3° La quantité d'azote excrétée dans l'urine était d'autant plus considérable que le poids des sujets se rapprochait de leur poids normal.

4° Cliniquement, l'alimentation surabondante occasionna de l'anorexie, de la dyspepsie et, dans un cas, des vomissements. L'apparition des symptômes dyspeptiques coïncidait presque toujours avec les chiffres d'expérience indiquant un trouble dans le métabolisme.

5° Le poids a toujours augmenté proportionnellement à l'abondance des régimes, mais aux dépens du bien-être des malades.

Chez des individus normaux, la même suralimentation a produit un gain de poids rapide, toujours associé aux troubles suivants : anorexie, nausées, dyspepsie, assoupissement, mauvais état intestinal et diarrhée.

Pour plus de méthode, nous allons passer en revue les différents organes du tuberculeux et noter à mesure les lésions produites par le surmenage alimentaire.

Tube digestif.

Nous avons parlé, à la fin du chapitre II, de la fréquence des troubles gastriques dans la phtisie pulmonaire. Louis (1826), Bourdon (1852), Marfan (1887), les ont relevés dans les *deux tiers* des cas au début de l'affection. Le professeur Grancher (1896) estime que « ce n'est pas assez dire », une foule de malades croyant avoir un bon estomac et présentant, au contraire, des troubles souvent éloignés de l'appareil digestif, mais sous la dépendance d'une mauvaise digestion stomacale ou intestinale.

Notre ami, le Dr F. Dumarest, directeur du Sanatorium d'Hauteville, a pu constater la grande fréquence des dyspepsies chez ses malades, particulièrement aux deux périodes extrêmes de l'affection ; dans le premier cas, il s'agit le plus souvent d'*hyperacidité*, parfois d'*hypersécrétion*. Pour lui, ces dyspepsies sont des « troubles toxiques d'imprégnation tuberculeuse » ou encore peuvent être liées vraisemblablement à des « troubles fonctionnels du pneumogastrique dont les extrémités pulmonaires sont englobées dans le processus irritatif de l'évolution tuberculeuse, d'où névrite ascendante et réaction réflexe dans tout le domaine du nerf : dyspepsie secondaire ».

Depuis longtemps M. Robin a montré qu'il n'y a pas une forme unique de troubles gastriques conjugués à la phtisie, mais bien différentes gastropathies, avec leur chymisme personnel lié à des périodes ou à des modalités différentes de l'affection.

Dans une thèse récente, très documentée, le Dr du Pasquier[1] étudie les fonctions gastriques chez plus de quatre-vingts malades atteints de tuberculose pulmonaire chronique. Après avoir pris sur leur affection une observation clinique complète, il a pratiqué l'examen de leur suc gastrique, s'occupant de la fonction stomacale, plutôt que de la lésion organique. De ses conclusions nous dégageons les constatations suivantes :

1° A la première période de la tuberculose pulmonaire on observe, dans la majorité des cas (69 %), d l'*hypersthénie gastrique* avec *hyperchlorhydrie.*

2° La période de ramollissement est une phase de transition ; l'*hyposthénie* y est le plus fréquemment observée (57 %).

3° A la période cavitaire, la sécrétion de l'estomac est insuffisante (l'organe subissant la déchéance commune à tout l'organisme) ; dans la plupart des cas, il y a *hypo* — ou *anachlorhydrie.*

Ajoutons, avec M. Mouisset[2], que, chez les phtisiques

[1] *Les troubles gastriques dans la tuberculose pulmonaire chronique*, Paris, 1903.

[2] F. Mouisset, *Traitement individuel du tuberculeux*, Lyon, 1901.

qui ne digèrent pas, *la dyspepsie n'est pas toujours fonction de la tuberculose.* D'autres facteurs, en effet, peuvent commander les symptômes gastriques, en particulier l'alcoolisme (thérapeutique ou non), une hygiène alimentaire défectueuse, une mauvaise dentition, l'atonie intestinale, d'anciennes affections du tube digestif, la neurasthénie.., etc. En somme, l'observation clinique semble démontrer journellement la justesse de cet axiome : « Tous les tuberculeux ont été, sont ou seront dyspeptiques. »

Le professeur Renaut esquisse la symptomatologie la plus habituelle de cette dyspepsie dans les termes suivants : « Le phtisique, même au début n'a pas faim. Mâcher pour lui est un supplice. D'autre part, la fonction glandulaire stomacale est chez lui languissante, ses digestions sont interminables. L'estomac ne se vide pas et clapote durant toute la durée des espaces interprandiaux. Vienne ensuite une quinte de toux, les éructations nidoreuses s'exagèrent, la nausée survient ; l'estomac rempli de chyme mal trituré et de gaz est prêt pour le vomissement, qui s'effectue. La sensation de malaise durant les phases digestives porte d'autre part le malade, déjà anorexique du fait de son état général, à restreindre le plus possible le taux des ingesta. Il ne se nourrit plus que de condiments ou de sucreries...... »

Quelle que soit l'étiologie ou la forme des troubles gastriques observés, il nous suffira d'en noter l'extrême fréquence pour comprendre que la suralimentation pratiquée, dans des cas semblables, aura comme conséquence plus ou moins rapide une *auto-intoxication alimentaire* désastreuse[1].

Laissant de côté, bien entendu, les très rares privilégiés qui supportent d'une façon admirable, nous pourrions dire *déconcertante*, la suralimentation intensive, établie comme une formule de *parti pris*, nous allons voir comment, *même chez le tuberculeux possédant un tube digestif normal*, cette même suralimentation peut amener des troubles sérieux, si le dosage quotidien des aliments n'est pas conduit progressivement et avec une grande prudence.

A. **Estomac**. — Le premier avertissement éprouvé par le tuberculeux qui mange trop est un malaise, analogue à celui qui précède l'indigestion, accompagné d'une pesanteur au creux épigastrique. L'excitation répétée de la muqueuse stomacale s'accompagne d'une sécrétion anormale d'acide chlorhydrique. M. A. Robin

[1] Il est des phtisiques dont l'état général peut avoir à souffrir plus de la dyspepsie que des bacilles. Rien ne ressemble davantage à une tuberculose qu'une dyspepsie méconnue. MM. Barbary et Bardet ont pu constater qu'une jeune femme traitée depuis longtemps comme poitrinaire n'était en réalité qu'une dyspeptique. Cette malade, dans un état de misère physiologique profond, pesait 34 kilogrammes ; elle a été guérie par l'établissement d'un régime en quantité *extrêmement réduit*, alors que des tentatives de *suralimentation* avaient aggravé son état. « Si donc, fait remarquer M. Barbary, la simple dyspepsie peut entraîner une telle cachexie, que penser de l'état d'un tuberculeux dyspeptique qui possède, joint à son facteur bacilles, celui d'une affection du tube digestif capable de le cachectiser à elle seule ? »

estime que l'excès des peptones formées agit comme agent inhibitoire de la fonction pepsinique.

Le trouble réel de la digestion est donc véritablement d'origine *extra-stomacale*. Cependant, à mesure que les phénomènes de ce genre se reproduisent, l'organe ne tarde pas à s'irriter et l'on se trouve en présence d'un trouble bien localisé : la *dyspepsie hypersthénique aiguë*. « Cette dernière, déclare le professeur Renaut, apparaît lorsqu'on fait, comme il arrive trop souvent, du phtisique au début, *un mangeur de viande malgré lui*. Le malade, alors, anorexique, dégoûté, avale la viande saignante sans la mâcher. On le gorge de vin rouge, on excite son estomac par des condiments variés. Alors, on peut avoir d'*emblée* une dyspepsie hypersthénique telle qu'on l'aura, du reste, plus tard, à la suite d'une suralimentation exagérée, et presque exclusivement carnée, comme l'a indiqué A. Robin. »

Tant que la masse alimentaire est en voie de transformation gastrique, le malade n'éprouve aucun symptôme spécial, mais, plusieurs heures après la digestion, surviennent du pyrosis, de la pesanteur, de l'accélération du pouls, des bouffées de chaleur au visage. Parfois, mais rarement apparaîtront des éructations plus ou moins accentuées et des vomissements : ces derniers s'effectuent sans nausées, ce sont de simples régurgitations de matières très acides qui laissent une impression corrosive dans la bouche. Ces divers troubles durent deux ou trois heures, puis tout rentre dans l'ordre. La crise est tantôt paroxystique et de courte durée, tantôt périodique (de 5 à 20 jours). Dans les deux cas, l'état général est assez bon. La soif est vive ; la langue humide et rosée, quelquefois d'un rouge vif. Les accès surviennent toujours après les repas et sont précédés d'une salivation exagérée avec crachotement. La douleur siège à l'épigastre ou à l'hypochondre droit avec irradiations dans le dos, la région sternale, l'abdomen, les lombes. A l'exploration physique, estomac douloureux à la percussion, mais distension et clapotage exceptionnels.

Les troubles de la nutrition commencent à se dessiner. Ils ont été étudiés par MM. Robin, Bouilhon, Bourningault et Monfet; on peut les résumer ainsi : évolution imparfaite des féculents, troubles de la nutrition nerveuse avec suractivité des échanges et déperdition des phosphates terreux, amoindrissements des échanges potassiques, apparition intermittente d'une albuminurie fonctionnelle.

A cette période, si le régime n'est pas modifié par une hygiène alimentaire sévère, ces crises plus ou moins aiguës et durables du bacillaire se transformeront, sous le coup d'excitations maintes fois renouvelées, en troubles digestifs ininterrompus et beaucoup plus graves : c'est alors que l'*hypersthénie gastrique permanente* paraît sur la scène [1].

Mêmes symptômes que ceux précédemment décrits, mais *crise* bien plus violente. Cette dernière débute d'une à trois heures au plus après le repas. Au classique pyrosis succèdent des impressions atrocement

[1] Synonymie : *dyspepsie acide* de Gubler, *dyspepsie hyperchlorhydrique* de G. Sée, *maladie de Reichmann* de Bouveret, *gastrosuccorhée* de Reichmann, *catarrhe acide* de Jaworski, *hypersécrétion chronique* de Riégel, *gastrique hyperpeptique* de Hayem (A. Robin).

douloureuses de tiraillements et de contractions dans la région stomacale; les éructations peuvent produire, chez certains malades nerveux, de véritables orages gazeux affreusement pénibles. Les vomissements corrosifs — souvent provoqués par le malade dans le but de se procurer un soulagement immédiat — sont de couleur grisâtre ou d'un vert intense (reflux biliaire dans l'estomac et transformation de la bilirubine par l'acide chlorhydrique libre). La crise dure en moyenne deux ou trois heures. Quand elle est nocturne, il se manifeste, en outre de l'*agitation*, une faible *élévation thermique* avec *accélération du pouls*. Salivation incessante, soif intense ; au réveil, sensation d'impuissance cérébrale et de faiblesse générale.

L'estomac, plus ou moins sensible à la pression, est presque toujours *distendu* (Bouveret : 20 fois sur 21 cas; A. Robin : 230 fois sur 237 cas). On constate, sur le malade couché, de la *tension épigastrique intermittente*, véritable spasme tonique de la musculature gastrique, dû à la fermeture du pylore et à l'état d'hypéresthésie de la tunique musculaire.

A noter enfin un *amaigrissement* rapide et une extrême *dépression des forces* dus autant à la déchéance de la nutrition qu'à l'insomnie et aux souffrances occasionnées par les crises.

L'examen du contenu stomacal fournit les renseignements suivants :

1° Acidité augmentée et due à la présence de l'acide chlorhydrique libre ;

2° Acide chlorhydrique combiné presque toujours augmenté ;

3° Grande fréquence des fermentations secondaires (lactiques surtout) ;

4° Sécrétion muqueuse de l'estomac rarement augmentée ;

5° Digestion des albuminoïdes et des féculents le plus souvent imparfaite.

Les complications de la dyspepsie hypersthénique permanente sont nombreuses : on peut considérer comme tels chacun de ses modes de retentissement sur les divers appareils ou organes.

B. **Intestins.** — La masse alimentaire, imparfaitement chymifiée dans l'estomac, provoque, par son seul contact, des troubles de la digestion intestinale. Notons que ces derniers sont quelquefois tardifs, à cause des remarquables qualités de *suppléance* que peut exercer l'intestin pendant un temps plus ou moins long (suppléance précieuse, comme nous le verrons plus tard à l'occasion du régime). Néanmoins, devant un surmenage fonctionnel trop prolongé, l'intestin finit toujours par céder et l'*entérite muco-membraneuse* se déclare. La seconde digestion ne peut s'effectuer, on le sait, qu'en milieu alcalin ; or, l'acidité exagérée du chyme, résultant de l'hyperchlorhydrie, sature et acidifie à son tour les sucs intestinaux, anihilant ainsi l'action des ferments sécrétés par le pancréas et la muqueuse de l'intestin grêle. On se trouve donc en présence d'une *inhibition* relative des fonctions intestinales avec *constipation* et *coprostase* plus ou moins considérables. L'irritation de la muqueuse fait que cette dernière dépasse son rôle réactionnel ; « l'intestin se met à faire du mucus pour son propre compte; il subit, en certains lieux d'élection comme l'S iliaque et le côlon transverse, des spasmes qui alternent avec des relâchements, modifient son calibre, gênent davantage encore le cours des matières et sont l'occasion de crises douloureuses » (A. Robin).

Nous ne nous arrêterons pas à la symptomatologie bien connue de l'affection[1]. Comme conséquence éloignée, signalons seulement la grande fréquence des hémorroïdes.

La *diarrhée*, si fréquemment décrite par les auteurs, reconnaît aussi comme facteur étiologique principal l'extrême acidité du chyme que doit compenser une sécrétion surabondante de la bile, du suc pancréatique et du suc intestinal. M. A. Robin veut qu'on la distingue des *flux diarrhéiques*, alternant avec la constipation, que l'on rencontre généralement au cours de l'entérite muco-membraneuse ; ces derniers ne sont que des débâcles passagères, constituées par une sécrétion plus abondante de mucus ou par des liquides séreux ayant transsudé entre les scybales et les parois intestinales. M. Lerat (thèse de Lille 1903) décrit une *forme diarrhéique* de l'hyperchlorhydrie. Pour lui, comme pour M. Robin, le mécanisme du symptôme diarrhée doit être expliqué par une insuffisance pylorique qui s'accompagne d'une réaction de défense de l'intestin vis-à-vis d'un chyme hyperacide.

La diarrhée de suralimentation peut se produire une

[1] Voir : Vorbe, thèse Lyon 1898 ; Vauzelles, thèse Paris 1898 ; P. Froussard, thèse Paris 1900.

seule fois par jour et à heure fixe, au réveil ou après le repas ; dans d'autres cas, elle sera plus continue tout en survenant par crises de durée variable. Langue blanche, saburrale ; âcreté des garde-robes irritant la région anale ; épreintes ; flatulences ; gaz intestinaux, grande dépression morale des malades, tels sont les principaux symptômes à relever.

Au point de vue expérimental, M. Maurel[1] a pratiqué, en 1901, une série d'essais fort intéressants sur des cobayes et des hérissons ; les premiers étaient suralimentés avec des carottes et du blé, les seconds avec de la viande de cheval. L'auteur a pu dégager les conclusions suivantes :

1° Chez les animaux dont l'alimentation est bien réglée, il suffit d'augmenter les aliments d'un cinquième à un tiers, sans modifier leur nature, pour voir au bout de quelques jours survenir des *troubles digestifs* et, notamment, de *la diarrhée ;* si l'on continue, on provoque une véritable *entérite.*

2° Par contre, il suffit de ramener la ration de la même quantité *au-dessous* de la ration d'entretien pour permettre aux organes digestifs de reprendre l'intégrité de leurs fonctions.

M. Daremberg signale aussi cette diarrhée à la suite d'une alimentation trop carnée ; il la déclare salutaire en ce sens qu'elle permet aux tuberculeux d'éliminer des poisons qui les intoxiqueraient, mais il reconnaît qu'avec leurs poisons, ils éliminent aussi leurs aliments, ce qui leur est très préjudiciable.

[1] Maurel ; *Arch. de méd. navale*, août 1901.

Colite. — M. Mouisset nous a signalé, chez certains suralimentés, des cas de *colite* bien caractéristiques.

Chez ces malades, exempts de phénomènes gastriques, la diarrhée survient principalement le matin ou assez près des repas. Les matières sont poisseuses, de coloration foncée et d'odeur fétide. Ces troubles fonctionnels s'accompagnent de douleurs qui sont ressenties dans tout l'abdomen, sans donner la sensation de colique véritable. Le malade les localise souvent à l'épigastre et *accuse son estomac*, mais l'examen montre que la pression est douloureuse seulement sur toute l'étendue du côlon. Le point sensible désigné par le malade correspond au *côlon transverse*, et, à ce niveau, la douleur plus vive n'apparaît que quelques heures après les repas, lorsque les produits de la digestion arrivent dans le gros intestin.

Ce fonctionnement exagéré et douloureux de l'organe traduit donc la colite des gros mangeurs. A la longue, les selles peuvent devenir glaireuses, graisseuses et s'accompagner des autres symptômes de la colite muco-membraneuse.

Il nous a paru intéressant de signaler, comparativement à ces différents troubles gastro-intestinaux, ceux analogues observés chez les nourrissons que l'on soumet à des tétées trop fréquentes ou trop abondantes, ou bien qui absorbent un lait trop riche en principes nutritifs (lait de vache). Le Dr L. M. Pierra[1] a étudié, chez les jeunes enfants, plusieurs cas d'une intolérance

[1] L. M. Pierra, *La surcharge alimentaire cause d'intolérance gastro-intestinale chez le nourrisson* (thèse Paris 1901).

gastro-intestinale, qui reconnaît pour causes la dyspepsie et la dilatation de l'estomac, ainsi que les fermentations anormales des résidus alimentaires non digérés, le réveil et l'accroissement de virulence des microbes de l'intestin. Cliniquement, cette intolérance se traduit :

a) D'une façon aiguë, par des régurgitations, des *vomissements*, de la *diarrhée* (lientérie, diarrhée verte) un *arrêt* et une *chute du poids* ; comme symptômes accessoires : anorexie, ictère catarrhal bénin, anémie dyspeptique (Robin) ;

b) D'une façon chronique, soit par des épisodes aigus analogues aux précédents et venant interrompre de longues périodes de santé apparente, soit par des lésions durables : dilatation d'estomac, entérite muco-membraneuse, entéro-colite folliculaire (Hutinel), rachitisme.

« L'hypernutrition — conclut l'auteur — peut aboutir à la dénutrition, c'est-à-dire à l'athrepsie. »

Appendicite. — M. P. Lucas-Championnière démontre que, depuis l'accroissement de l'alimentation carnée, les intoxications intestinales en général, et l'appendicite — intoxication spéciale et localisée — ont pu augmenter dans des proportions énormes et changer les conditions de la pathologie. Il cite à ce propos les intéressantes observations de MM. Chauvel (Communication de l'Acad. de Méd., 3 nov. 1903), Robert, directeur du service de santé du XIXe corps, et Schneider, médecin du shah de Perse. Ses renseignements personnels l'autorisent à affirmer que les appendicites les plus fréquentes et les plus graves se manifestent chez les sujets consommant de la *viande crue* ou *saignante*, ou qui sont saturés de bonne heure par *l'alimentation carnée*.

Pour A. Robin, le lien qui unit le plus grand nombre des cas d'appendicite à la dyspepsie hypersthénique est la *coprostase* signalée plus haut. Cette dernière a deux lieux d'élection : le côlon descendant et l'S iliaque (où elle paraît être un des facteurs les plus habituels de l'entéro-colite muco-membraneuse) et le cæcum. Dans un tiers des cas, elle est côlique et cæcale à la fois. Les fèces des dyspeptiques, plus acides, plus azotées, plus fermentescibles, plus riches en matières inorganiques que les fèces normales, sont irritantes et provoquent, du côté de la muqueuse cæcale et de la muqueuse appendiculaire contiguë, une réaction catharrale de défense. « Dans l'étroite cavité de l'appendice où elles stagnent si facilement, les mucosités catharrales peuvent se concréter et s'infiltrer de sels calcaires, ou s'infecter, ou engendrer une irritation chronique qui atteint le tissu conjonctif sous-muqueux et y produit des indurations rétractiles dont le rétrécissement, puis l'oblitération possible de la cavité sont les légitimes conséquences. » (A. Robin.).

Pour M. Dieulafoy, le terrain *arthritique* serait une cause prédisposante :

Foie

Il est rare que la dyspepsie hypersthénique du tuberculeux n'ait pas son retentissement sur le foie. Le processus débute par la suractivité fonctionnelle, continue par les poussées congestives et finit par la cirrhose : « le trouble de la fonction aboutit à la lésion » (Lancereaux). L'organe augmenté de volume et débordant les fausses côtes, est douloureux à la percussion. Les malades sont amaigris, la peau et les muqueuses offrent une teinte subictérique spéciale.

Le professeur Grancher[1] (d'accord avec Budd, Bouchard, Hanot et Boix) admet que toutes les fermentations anormales de l'estomac et de l'intestin attaquent le tissu même du foie et le conduisent à la *sclérose*, à la *stéatose* ou aux processus complexes de l'*hépatite diffuse*. Mais il insiste sur le rôle souvent prépondérant dans ces congestions (qu'elles soient douloureuses ou non, avec ou sans troubles digestifs concomitants) de l'*usage* ou de l'*abus des viandes*. « En tant que filtre alimentaire, dit-il, le foie, que traversent les produits de la digestion, doit protéger le sang contre les toxines venues de l'estomac et de l'intestin. Or, ces toxines sont souvent le produit des fermentations de la chair musculaire ou de ses ptomaïnes, et rien n'est plus commun quand on surveille de près ses malades, de voir le foie devenir volumineux, sensible, en même temps que la langue sale, avec ou sans état diarrhéique ». Il fait remarquer que les gros mangeurs, même s'ils digèrent bien, *congestionnent* et *sclérosent* leur foie par *l'excès même du travail* qu'ils lui imposent. Ceux qui ont des digestions gastro-intestinales difficiles aboutissent au même résultat par l'action, sur le foie, des substances

[1] Grancher, *Bull. méd.*, 1897, t. I, p. 107.

acides dues aux fermentations secondaires de l'estomac ou de l'intestin (acide lactique, acétique, butyrique ou des substances toxiques (coli-toxines, excès de fèces) résorbées par la veine porte (Boix). « Or, conclut-il, sans aller jusqu'à dire avec Courmont, que « la ptomaïne est microbiophile », j'ai l'expérience très précise du danger que peut entraîner l'abus des viandes de toutes sortes quand la digestion est ralentie surtout. »

Rappelons, à ce propos, les expériences intéressantes de M. Dufourt (de Vichy). En 1902, quatre chiens sont soumis par lui au *régime carné*[1]. Au début, les animaux acceptent volontiers la viande en grande quantité (jusqu'à 500 grammes pour des chiens de 6 à 7 kilogrammes). Sous cette influence les phénomènes suivants sont été observés :

L'*albumine* apparut trois fois sur quatre, en proportion de 0,50 à 0,60 par litre ;

Les *pigments biliaires* normaux passèrent dans l'urine, trois fois sur quatre, mais l'urobiline ne fut jamais constatée ;

La quantité d'*indican* devint au mois dix fois plus considérable qu'avec le régime végétarien ;

L'*ammoniaque* passa de 0,20 par vingt-quatre heures, en moyenne, à 0,50 ou 60 ;

Le *coefficient azoturique* augmenta ; mais, malgré cela, la proportion d'azote non transformée en urée et restant à l'état de produits plus ou moins toxiques *devint trois ou quatre fois plus considérable*, fait

[1] Congrès de médecine de Toulouse, 1902.

beaucoup plus important que le chiffre absolu du coefficient.

Les animaux *maigrirent* tous, la peau s'altéra et on vit apparaître de l'*eczéma* généralisé avec ulcérations disséminées.

M. Dufourt conclut que le régime carné, *exclusif* ou *surabondant*, produit de la congestion des reins et du foie et augmente notablement la somme des déchets toxiques de la nutrition qui circulent dans les tissus.

D'après certains auteurs, en effet, la viande jouirait d'une *toxicité spéciale* qui n'appartient pas à tous les albuminoïdes. MM. Bouveret et Devic ont vu que les sels contenus dans 22 gr. 70 de viande de bœuf suffisent pour déterminer des convulsions et mettre en état de mort apparente un lapin de 1 kilogramme ; tandis que les cendres de 47 gr. 40 de blanc d'œuf produisent simplement de la diurèse chez un lapin du même poids.

Il est manifeste qu'un tuberculeux soumis à une zomothérapie inconsidérée, et cela pendant plusieurs mois, absorbera des quantités de *poisons* de toutes sortes. Pour peu que le foie ne soit pas intact, les accidents ne tarderont pas à éclater ; d'où l'obligation, avant d'instituer un traitement, même mitigé, de vérifier préalablement l'intégrité des viscères. Sans cette précaution, la zomothérapie, comme la suralimentation, risquerait fort de devenir, suivant l'expression du professeur Landouzy, de la « surintoxication ». Le terme n'a rien d'exagéré et les faits cliniques en prouvent tous les jours la justesse. Nos observations III, VII et X sont concluantes à cet égard.

L'hypertrophie du foie, résultant d'une *suractivité fonctionnelle* de l'organe, est admise aussi par M. A. Robin. D'après lui, le chyme hyperacide venant de l'estomac irrite le duodénum et l'ampoule de Vater; par acte réflexe sur le foie, il sollicite la sécrétion biliaire : d'où un afflux sanguin plus considérable déterminant la congestion active de l'organe[1]. L'exagération des échanges observés chez certains tuberculeux plaiderait en faveur de la théorie. On constate toujours, en effet, chez ces malades, de l'azoturie et une augmentation de l'azote total, de l'urée, du coefficient d'oxydation de l'urée. L'hypertrophie, lésionnelle d'abord, peut être le point de départ d'une hépatite cellulaire ou interstitielle dont la cirrhose est l'un des aboutissants.

Au mois de décembre dernier, MM. Mouisset et Bonamour ont dépouillé 100 observations de phtisiques avec autopsies et, dans 26 cas, l'examen histologique du foie a été fait. Les lésions hépatiques en rapport avec la tuberculose existent dans une proportion de 89 pour 100; les plus fréquentes sont la cirrhose et la stéatose. A côté des deux grands facteurs réglant la pathogénie de ces lésions hépatiques, c'est-à-dire la tuberculose elle-même et l'alcoolisme, les auteurs mentionnent, comme cause adjuvante, les *intoxications d'origine alimentaire*.

A ce propos, il nous semble de la plus haute importance d'insister sur les méfaits de l'*alcoolisme théra-*

[1] Tout recemment (décembre 1903), l'auteur nous citait l'observation suivante : un foie augmenté de volume et devenu douloureux chez une malade que l'on suralimentait avec quinze œufs par jour. L'accident cessa d'ailleurs avec la suralimentation.

peutique. Combien de malades sont persuadés qu'ils suivent l'ordonnance du médecin, tandis qu'après la suppression de leurs boissons favorites, ils font usage de *préparations toniques* alcooliques et de *vins* plus ou moins généreux !

Sans vouloir aborder ici la question brûlante d'actualité, et qui présente un si vif intérêt pratique, de l'*alcool-aliment*, bornons-nous à reconnaître, avec la majorité des auteurs, que les troubles gastriques, provoqués par les excès de boissons, favorisent au plus haut degré l'infection par le bacille de Koch. « Quand un homme de plus de quarante ans, déclare à son tour M. le professeur J. Courmont, fait une tuberculose pulmonaire à marche ulcéreuse assez rapide, on peut être sûr qu'il s'agit d'un alcoolique. » Au point de vue prophylactique, l'opinion commune peut donc se résumer par la phrase classique de Landouzy : « l'alcoolisme fait le lit à la tuberculose. »

Au point de vue *curatif*, l'action de l'alcool sur le tubercule est encore à démontrer. Nous avons vu pourtant que Fuster donnait 100 grammes d'eau-de-vie par jour à ses malades. Bennett (1874) ne fixe pas la dose, mais en permet un usage discret. Dettweiler (1888) fait prendre, outre le vin de table, une cuillerée à café de cognac toutes les deux heures, soit 70 à 80 grammes par jour. M. Daremberg (1892) le conseille à petites doses (60 à 80 grammes dans les climats humides, 25 à 30 grammes dans les stations hivernales méditerranéennes). Pour lui, l'alcool agit comme « coup de fouet » mais est dénué de toute vertu sclérosante.

Le professeur Grancher (1896) *n'est pas sûr qu'il*

soit utile, mais est certain qu'il peut nuire ; il le réserve pour les courtes périodes d'inappétence et de dégoût où l'alimentation doit être suspendue. En 1902, Mircoli, constatant que l'alcool peut conférer au sérum sanguin de l'homme des propriétés antitoxiques contre certaines substances protéiques de l'inflammation tuberculeuse, en conseille « un emploi copieux », sans excès toutefois. *(München. med. Woch*, 4 mars 1902.)

Tout autre est l'opinion de M. le professeur J. Courmont. « Du fait certain, dit-il, que l'alcool est un *poison sclérosant*, il ne s'ensuit nullement qu'il contribue à scléroser les lésions tuberculeuses. Scientifiquement, rien n'autorise à le considérer comme un moyen de guérison. Pris à doses modérées, il peut être utile comme tonique général ; à doses *dites thérapeutiques*, il ne peut qu'affaiblir l'organisme et contribuer à l'extension de la bacillose. En somme, l'alcool est un poison pour l'organisme, *spécialement pour celui du tuberculeux*, soit comme *prédisposant*, soit comme *aggravant.* »

Nous adoptons entièrement ces conclusions, ajoutant que l'alcoolisme thérapeutique peut, au même titre que l'alcoolisme acquis, provoquer ou entretenir les lésions hépatiques signalées plus haut.

Lithiase biliaire. — Une autre conséquence de la suractivité fonctionnelle du foie est la *policholie.*

En mai 1902, le Dr Dufourt cite l'observation typique d'une jeune fille de vingt-sept ans, ayant une grande tendance à l'obésité (à vingt-quatre ans elle pesait 95 kilogrammes) et qui, voulant absolument se faire maigrir, se mit au régime suivant : à midi, une côtelette ; le soir, un beefsteak, avec 100 grammes de pain et un peu d'eau. Aucun autre aliment. Après dix mois de ce traitement, elle avait perdu 25 kilogrammes ; mais au cours de l'année 1900, elle eut trois ou quatre accès de *coliques hépatiques*, avec urines acajou, sans ictère tégumentaire bien net. Depuis trois mois, une crise tous les quinze jours. Au régime carné exclusif on substitue un régime mixte, le poids se maintient autour de 70 kilogrammes, la fréquence des crises entravant l'alimentation. Le foie ne paraît pas volumineux ; la vésicule biliaire est nettement douloureuse à la pression.

Cet exemple montre l'influence d'une *alimentation carnée exclusive* sur la formation des calculs biliaires.

L'observation VIII, empruntée au même auteur, nous révèle un résultat identique; le malade, un tuberculeux, a fait surtout de la *suralimentation*, mais avec prédominance de la viande, soit crue, soit cuite.

Précipitation de la cholestérine, que l'hyperacidité des humeurs de l'organisme prive de son milieu alcalin; hypersécrétion et épaississement de la bile par suite de la congestion permanente du foie, d'où gêne dans son écoulement et formation des concrétions: telle est la double interprétation qu'on peut donner de ces faits.

Glycosurie dyspeptique. — A l'*excitation réflexe*, exagérée et renouvelée après chaque repas que produit sur le foie le passage d'un chyme hyperacide, vient s'ajouter l'*excitation directe* que les sucres, engendrés et transformés par la digestion, exercent fonctionnellement sur la cellule hépatique dont ils constituent l'excitant habituel. C'est par ce mécanisme que M. A. Robin explique la pathologie de la *glycosurie dyspeptique*. Cette dernière ne saurait donc dépendre, commè le voudraient les théories régnantes, d'une *insuffisance* hépatique : les exagérations des échanges et les rapports d'échanges observés correspondent, au contraire, à une *suractivité* fonctionnelle de l'organe.

Cette glycosurie se trouve assez fréquemment, chez les dyspeptiques hypersthéniques (5,18 pour 100), associée aux troubles digestifs signalés chez ces malades (clapotage de l'estomac, augmentation du volume du foie.,., etc.). Elle est temporaire, irrégulière, relativement minime, manquant dans l'urine du jeûne, mais apparaissant dans celle de la digestion.

La fonction glycogénique n'étant excitée qu'à certains moments, il ne s'agit donc, au début, que d'un retentissement local ; mais, à la longue, celui-ci peut mettre en branle le système nerveux et créer l'excitation continue, c'est-à-dire le *diabète vrai*.

Reins.

On admet aisément que la suralimentation provoque un *surcroît de fonctions* de la part des organes urinaires auxquels incombe l'élimination des déchets azotés. « Il ne saurait être indifférent à ces organes, fait remarquer M. Maurel[1], d'éliminer o gr., 50 d'azote sous forme d'urée, d'acide urique... etc , ou d'en éli-

[1] Maurel, *Archives de méd. expériment. et d'anat. pathol.*, 1900.

miner deux ou trois fois plus, surtout si ces organes sont en état de diminution ou d'insuffisance fonctionnelle ». L'estomac peut s'exonérer, par le vomissement, d'une surcharge alimentaire importune. Si le rein, le plus malmené de tous nos organes, ne possède pas cette faculté de réaction immédiate, sa tolérance n'est pourtant pas éternelle ; et souvent, comme dit Bunge, « le dommage qu'il subit devient manifeste, alors qu'il est trop tard pour remédier aux lésions produites[1] ».

Parmi ces retentissements urinaires, les plus fréquemment signalés sont la fausse phosphaturie et l'albuminurie.

Fausse phosphaturie. — L'urine du tuberculeux dyspeptique peut contenir un dépôt souvent considérable de phosphates terreux donnant au liquide une apparence lactescente. Ces émissions surviennent par crises après les repas et s'accompagnent parfois de phénomènes fort pénibles (douleurs urétrales ou vésicales, brûlures à la miction, pesanteur lombaire), ainsi que de symptômes d'ordres divers : palpitations, dyspnée, sueurs, pâleur du visage, crampes d'estomac..., etc. Certains malades rendent des masses crayeuses pou-

[1] Dans une communication personnelle récente, M. A. Robin nous signale, chez une malade de trente-cinq ans, suralimentée avec œufs, jambon et viande crue, la production d'une *formidable quantité d'acide urique*, qui a pu atteindre 2 gr. 70 en vingt-quatre heures. A la suite, il s'est même manifesté de l'*oligurie*, de la *pyélite*, probablement par irritation directe des bassinets, avec retentissement sur le rein. Ces accidents ont cessé avec la suralimentation.

vant atteindre la grosseur d'un pois. L'urine se putréfie très rapidement, en raison de sa grande alcalinité et se couvre alors d'une pellicule irisée[1]. La discontinuité de l'affection est remarquable ; certains malades n'ont qu'une miction douloureuse par jour; d'autres présentent leur crise à un ou deux mois d'intervalle, sous l'influence d'écarts de régime ou de fatigue.

M. A. Robin donne aux émissions laiteuses le nom de *phosphaturie terreuse dyspeptique;* il leur reconnaît des causes fort variables dont une des plus fréquentes est l'hyperchlorhydrie.

M. Gouraud, (*Gaz. des hôpitaux*, 25 août 1903), sur dix-huit observations d'urines laiteuses ou de gravelle phosphatique, n'a rencontré que 4 phosphaturies vraies (soit 22 pour 100). Les autres malades ont simplement une alcalinité sanguine exagérée ou de la phosphaturie terreuse, d'où précipitation des phosphates dans la vessie.

Il s'agit donc d'un simple trouble nutritif ; le gros mangeur, le suralimenté n'ont beaucoup de phosphates que parce qu'ils mobilisent beaucoup d'albumine. M. A. Robin, dans ses travaux sur les coefficients urinaires, a bien montré que seul le rapport des phosphates à l'azote donnait la valeur réelle de la phosphaturie.

Le pronostic de l'affection est lié à celui de la dyspepsie hypersthénique causale, sauf les indications

[1] Cette dernière est formée de cristaux de phosphate ammoniaco-magnésien et de phosphate de chaux avec des cristaux d'indican, et, quelquefois, de fines gouttelettes de graisse.

relatives aux *complications* possibles (cystites phosphatiques secondaires, pyélites, pyélo-néphrites, hématuries et différents symptômes névropathiques).

Lithiase rénale. — Nous mentionnerons, sans nous y arrêter, cette complication possible au cours de la suralimentation. Les calculs, dans ce cas, sont dûs à la précipitation de l'acide urique et de l'acide oxalique, (celui-ci résultant d'une oxydation plus complète du premier).

Il est avéré que la gravelle est la maladie des gros mangeurs. L'observation IX, que nous empruntons au Dr Colombani (thèse de Paris, 1903), offre un exemple typique de ces cas de lithiase rénale *relevant uniquement d'un excès alimentaire*, et cela en dehors de toute diathèse transmise par hérédité.

Déjà, en 1878, M. A. Robin avait publié dans le *Journal de thérapeutique* une observation très détaillée de lithiase urique et oxalique, chez une enfant de dix-sept mois suralimentée avec du lait de chèvre, des soupes grasses, de la viande.., etc. Il démontre que la diathèse « peut être créée de toute pièce par l'organisme, sous l'influence de conditions anormales de l'alimentation », surtout si celles-ci sont permanentes et longtemps prolongées. Il conclut que « cette diathèse elle-même paraît pouvoir être enrayée par la simple disparition de la cause génératrice. »

Albuminurie dyspeptique. — Certains auteurs, notamment Arnozan (Congrès de Nancy, 1896) ont signalé la présence de l'albumine dans l'urine au cours des états dyspeptiques, mais ils l'ont attribuée, soit à une lésion rénale primitive, soit à l'irritation superficielle de l'organe par l'élimination des *toxines* gastriques (prof. J. Teissier).

D'autres auteurs (Bureau, Robin..., etc.), s'appuyant sur les faits cliniques, l'examen du suc gastrique, la chimie urinaire et le chimisme respiratoire, ont nettement individualisé l'affection.

Pour A. Robin, l'albuminurie gastrique dépend de l'élimination post-digestive d'une portion de l'albumine alimentaire. Celle-ci n'ayant été ni influencée par le suc gastrique, ni fixée par les sels de l'organisme, ni transformée par l'oxygène circulant, constitue un véritable *corps étranger*, dont le rein a la mission de dépurer l'économie. Cette fonction anormale venant à se prolonger trop longtemps, le rein donne d'abord des signes de fatigue et finit par subir des altérations structurales.

La plupart des symptômes généraux observés (fatigue, amaigrissement, céphalalgie, intermittences, vertiges, etc....) dépendent de la dyspepsie originelle et non de l'albuminurie ; fait remarquable : *les signes ordinaires du mal de Bright font toujours défaut.*

Au début, l'albuminurie est essentiellement *irrégulière:* le plus souvent, elle se manifeste par une ou deux émissions dans la journée, non pas quotidiennement, mais à intervalles plus ou moins éloignés. En règle générale, l'albumine n'apparaît pas dans l'urine du réveil, mais seulement dans *celle de la digestion*, ou encore après une marche, une fatigue, un refroidissement : sa quantité est toujours faible et oscille entre des traces indosables et 60 centigrammes au plus par litre.

A un deuxième degré, l'albumine, tout en se maintenant entre 60 centigrammes et 1 gramme ou 1 gr. 50, existe *d'une façon continue* dans l'urine de la digestion ou de la marche et manque constamment dans celle du matin.

La quantité et l'apparition de cette albumine dépendent de l'alimentation (bien que les divers aliments n'aient pas tous, ni toujours, la même action). Un autre caractère important, c'est que l'albumine disparaît, même dans l'urine de la digestion, si le malade garde le *repos absolu au lit* pendant quelques jours. Enfin, il résulte des travaux de M. Cloetta[1] que, dans la première et quelquefois dans la deuxième période, l'albumine urinaire est uniquement de la *sérine*, tandis que l'albumine rénale est formée de proportions variables de sérine et de globuline. Les autres caractères de l'urine sont les suivants : la chaleur provoque souvent un trouble dû à la précipitation des phosphates terreux; glycosurie minime et passagère (13 pour 100 des cas); extrême rareté des pigments anormaux; tendance marquée à la *diminution des échanges respiratoires* avec augmentation de l'oxygène fixé par les tissus (Maurice Binet).

Enfin, dans une troisième période, l'albuminurie est constante; elle est diminuée seulement dans l'urine du réveil. D'essentiellement *fonctionnelle* qu'elle était au début, la maladie est devenue *lésionale* et l'on « touche aux confins du mal de Bright. » La proportion d'albumine atteint facilement 2 grammes et plus dans les urines de

[1] Archives générales de Médecine, nov. 1897.

la digestion, sans compter que tous les symptômes du brightisme viennent, à une période plus avancée, ne laisser aucun doute sur la réalité d'une lésion (V. obs. X.)

La *néphrite*, si souvent observée chez le bacillaire suralimenté [1], pourrait, ainsi que les autres accidents rénaux et hépatiques mentionnés plus haut, rentrer dans la catégorie des troubles de nutrition que M. Bardet a décrits sous le nom d'*albuminisme*[2]. Il s'agit bien, en effet, d'un « état morbide, déterminé par l'introduction dans l'organisme de matériaux amidés en quantité supérieure à la capacité uropoïétique du foie. »

Système nerveux.

La *neurasthénie* reconnaît des conditions multiples ; signalons entre autres : les dyspepsies, l'albuminurie phosphaturique, la phosphaturie terreuse d'origine gastrique, la déminéralisation organique. Pour M. A. Robin, ces conditions justifient environ les deux tiers des

[1]... « ... Je viens de voir un jeune tuberculeux atteint de lésions pulmonaires avancées, mais dont les reins paraissaient *complètement intacts* (il n'y avait pas trace d'albumine), aggravé singulièrement à la suite d'un séjour dans un sanatorium où il a été gavé à outrance. En peu de temps, il avait gagné 18 kilog, mais bientôt apparurent des symptômes de *néphrite aiguë* et celle-ci a été le point de départ de lésions rénales chroniques *irrémédiables*. Actuellement, ce malade est *perdu* et j'attribue cette grave complication à l'absorption colossale de principes toxiques à laquelle on a forcé le rein par une suralimentation excessive. » (A. Robin, Société de thérapeutique. Séance du 13 février 1901).

[2] Bardet, *Bulletin de thérapeutique*, 12 novembre 1902.

cas de neurasthénie et servent d'indications fondamentales à leur traitement. C'est ainsi, par exemple, que la guérison des *émissions laiteuses* améliorera certainement ceux des neurasthéniques gastriques qui présenteront cet accident.

MM. Joulie, Bardet et Cautru expliquent la déperdition des phosphates terreux par la théorie de l'*hypoacidité*[1].

Il nous suffira d'établir une différence entre ces états neurasthéniques et ceux qui peuvent résulter de *l'action directe* du bacille tuberculeux sur les centres nerveux. (Voir obser. VII.)

Ajoutons, pour compléter la liste, l'hypocondrie, la maladie cérébro-gastrique de Leven, certaines psychoses (dipsomanie, hallucinations hypnagogiques de Maury) et *l'insomnie*, cette dernière assez fréquente.

Sans doute, ces retentissements nerveux ne sont pas l'apanage des seuls tuberculeux suralimentés, puisqu'ils se manifestent chez tous les dyspeptiques en général.

[1] L'albumine ingérée en excès irrite la muqueuse gastrique et détermine une hypersécrétion de chlorure de potassium (formé par la décomposition du chlorure de sodium de l'organisme). Tant que le foie reste normal, les bases hépatiques saturent cet acide en excès dans l'estomac et le foie recueille dans le sang la soude de ce sel ainsi décomposé. Mais l'énergie fonctionnelle de l'organe n'est pas indéfinie. A un moment donné, la soude mise en liberté, inutilisée par le foie, reste dans le sang, se fixe sur les phosphates disodiques et produit une certaine quantité de sel trisodique : la constitution de l'*alcalinité des humeurs* se trouve ainsi établie. Elle sera d'autant plus considérable que la quantité de matériaux ammoniacaux non transformés par le foie sera exagérée. Le premier effet de cette diathèse hypoacide est l'entraînement des phosphates terreux du système nerveux.

Nous croyons utile, toutefois, de signaler leur apparition *possible* dans la catégorie de malades qui nous occupent.

Peau.

Dans le même ordre d'idées, nous rappellerons brièvement que la suralimentation entraîne parfois des *complications cutanées* multiples, par les modifications qu'elle apporte dans les tissus de l'organisme ou dans leur fonctionnement. Depuis la conception de M. E. Besnier[1] sur le prurigo et après les travaux de MM. Robin et Leredde, la corrélation entre certaines dermatoses (acné, eczéma, hyperhydrose, furonculose récidivante, etc...) et les affections gastriques, n'est plus à démontrer.

L'apparition d'un prurigo, disent même les auteurs, « permet d'affirmer l'existence d'une dyspepsie latente. » Le traitement de cette dyspepsie causale, des troubles communs et des troubles spéciaux des échanges, sera d'ailleurs le meilleur moyen de fixer la valeur de la pathogénie.

Nous avons vu, à propos des troubles hépatiques, l'apparition d'un *eczéma* généralisé avec ulcérations disséminées chez les chiens soumis par M. Dufourt au régime carné intensif. De son côté, M. Bonvin (thèse Paris, 1903), signale la fréquence de l'eczéma chez les *nourrissons suralimentés*.

[1] E. Besnier, Communication au Congrès de Londres, 1896.

Bronches et poumons.

L'obésité et la polysarcie provoquent et surtout entretiennent chez le phtisique un *état congestif* des bronches et des poumons qui se traduit par des poussées de *râles* abondants et fins autour des foyers tuberculeux, ou loin d'eux, aux bases, en arrière surtout.

Le professeur Grancher, qui a décrit d'une façon détaillée ces différents symptômes, fait remarquer que la *dyspnée* continue ou intermittente, la *dilatation cardiaque* et les *troubles vasculaires* périphériques sont les conséquences habituelles de ces œdèmes ou congestions pulmonaires, dont la surcharge adipeuse du cœur est la cause première [1].

A signaler encore une forme particulière de *bronchite diffuse* à type congestif, avec ou sans accès d'asthme. Cette bronchite a pour caractère une extrême ténacité; elle résiste à tous les agents thérapeutiques ordinaires, sauf au régime spécial qui convient aux obèses. Elle peut, en outre, s'accompagner d'une série de troubles cardiopulmonaires, tels que suffocations, angoisses, sueurs, bouffées de chaleur au visage..., etc. Quand les bruits pathologiques se localisent au sommet et à un seul poumon, on peut facilement commettre une erreur de diagnostic et confondre cette *bronchite des obèses* avec une bronchite tuberculeuse [2].

[1] Prof. Grancher, *Bull. médic.*, 1897.

[2] « J'ai eu souvent l'occasion de soigner plusieurs cas de ces bronchites indemnes de tuberculose et *relevant exclusivement*

Pour M. A. Robin, la dyspnée gastrique peut résulter d'une action reflexe, à point de départ stomacal, sur les vaso-moteurs des vaisseaux pulmonaires et de la circulation générale.

L'*orthopnée dyspeptique reflexe* (Beau), *l'asthme dyspeptique* (Boas, Picard, Murdock, Max Einhorn), enfin la *dyspnée toxi-alimentaire* de Huchard sont tout autant de modalités cliniques de cette affection.

En d'autres circonstances, la suralimentation provoquera autour des foyers tuberculeux des troubles locaux de circulation, œdèmes et congestions, venant aggraver fortement l'état des malades.

M. le Dr Mouisset, médecin des hôpitaux, nous a communiqué le cas d'une bacillaire de sa clientèle, soumise par lui au traitement hygiéno-diététique et qui, ne se contentant pas de suivre les conseils donnés, a cru mieux faire en exagérant sa suralimentation.

Cette malade (obs. IV) eut d'abord quelques épistaxis, puis, brusquement, fut prise d'une *hémoptysie* abondante et prolongée. M. Mouisset, se basant sur le facies de sa cliente, la sensation de pesanteur gastrique et les céphalées qui suivaient les repas, les épistaxis, la tension du pouls, en un mot sur les modifications survenues dans l'appareil circulatoire, n'hésita pas à établir un rapport de cause à effet entre cet état congestif et l'hémorragie bronchique, d'autant plus qu'un retour à régime alimentaire plus sage eut pour conséquence la disparition des accidents.

du régime alimentaire. Elles guérirent quand les malades eurent perdus jusqu'à 20 et 30 kilogrammes de leur poids et furent revenus progressivement à leut état normal. » (Grancher, *loc. cit.*)

« J'ai l'impression, conclut M. Mouisset, que l'hémoptysie doit être ajoutée à la liste des accidents qui peuvent résulter de la suralimentation. Sans doute, il n'y a pas lieu de créer une variété d'hémoptysie qui s'observerait chez les gros mangeurs (l'exemple serait mal choisi puisque ma malade est tuberculeuse). La suralimentation ne suffit pas *pour créer à elle seule* l'accident en question ; mais, lorsqu'il existe aux poumons des lésions tuberculeuses, il est possible que l'apparition d'une hémoptysie et l'abondance de celle-ci soient commandées par des fluxions congestives en rapport avec les *troubles circulatoires* provoqués par une alimentation trop copieuse. »

De son côté, M. Ch. Sabourin, directeur du sanatorium de Durtol, qui a bien voulu nous faire part de ses travaux sur le sujet en question, a pu réunir une vingtaine d'observations analogues, « toutes plus démonstratives les unes que les autres ». C'est à lui que nous empruntons, en les résumant, les détails qui suivent.

Les hémorragies d'origine alimentaire n'ont pas de caractères spécifiques ; seules, les circonstances qui les entourent permettent d'en dépister la nature.

Elles peuvent revêtir plusieurs formes différentes :

1° Tantôt il s'agit d'une *expectoration matinale* briquetée, avec plus ou moins de sang pur. Les crachats purulents redeviennent incolores le reste de la journée, et cela sans rémission, durant des semaines ;

2° Tantôt c'est une *hémoptysie* assez abondante, paraissant une ou deux fois par jour, avec quelques rémissions de vingt-quatre ou quarante-huit heures ; cet état peut durer des semaines et des mois ;

3° D'autre fois on observe une *crise hémoptoïque* formidable qui dure une huitaine de jours et pendant laquelle le malade perd, au minimum, 4 litres de sang ;

4° Enfin on pourra se trouver en présence d'hémoptysies de modalités différentes, mais ayant toujours ce caractère commun « de se produire sans cause apparente et de récidiver sans plus de raison, alors que le patient semble plutôt s'améliorer et progresser vers la guérison. »

La crise hémorragique se produira souvent au réveil (qu'il soit matinal, diurne ou nocturne) ou pendant la digestion stomacale. Elle peut être précédée d'un malaise spécial, parfaitement apprécié du malade, que ce dernier traduit en disant « qu'il se sent *congestionné* ». Le caractère significatif du phénomène consiste dans ce fait : la plupart du temps le tuberculeux est au lit, c'est-à-dire au repos de corps et d'esprit, soustrait par conséquent aux causes extérieures qui président à l'apparition de l'hémoptysie. Cette dernière est « d'une ténacité et d'une récidivité désespérantes». Elle s'arrête sous l'influence de la diète, pour éclater à nouveau lorsque le malade, dans l'espoir de réparer ses forces et le sang perdus, se remet à l'alimentation tonique ou carnée.

Les hémoptysies alimentaires n'ont pas de préférences, elles atteignent aussi bien les sujets gras que les sujets maigres, les rhumatisants que les individus n'ayant jamais présenté un cachet d'arthritisme quelconque.

Chez quelques-uns des phtisiques observés à Durtol, on a trouvé un léger trouble cardiaque, « un soupçon de rétrécissement mitral », ce qui ne veut pas dire pour cela que tous les tuberculeux cardiaques soient sujets aux hémoptysies.

On n'a pas relevé non plus d'accidents apparents ou permanents de la sécrétion urinaire (examen également négatif chez la malade de M. Mouisset), mais seulement un *trouble passager* de l'urine, précédant de quelques jours la crise hémorragique et durant autant qu'elle, tant que le changement de régime n'est pas intervenu. « Ce phénomène urinaire, fait remarquer M. Sabourin, a une valeur diagnostique de premier ordre, car il est le reflet extérieur de l'état du trop plein de l'organisme ;. . chez des malades coutumiers de cette forme d'hémoptysies, il indique l'imminence des accidents. »

On peut relever parfois, dans l'histoire antérieure des tuberculeux à hémoptysies alimentaires, une tendance aux épistaxis, ce qui n'empêchera pas le phénomène de se produire chez des sujets qui ne sont ni congestifs ni apoplectiques. Qu'en conclure ? sinon que, là comme ailleurs, l'idiosyncrasie individuelle joue le principal rôle dans la genèse de cet accident.

Que ce soit la *quantité* ou même simplement la *qualité* des aliments ingérés qu'il faille incriminer, il est évident que l'intoxication et le trop plein de l'organisme pourront se manifester par des congestions hémorragiques. Chez des sujets non tuberculeux, coutumiers d'une nourriture trop copieuse ou trop succulente, les accidents éclateront sous forme d'épistaxis ou d'hémorroïdes. Mais les phtisiques ont un émonctoire tout trouvé pour l'élimination de leurs humeurs peccantes : c'est leur lésion pulmonaire qui devient ainsi un véritable exutoire.

Cette revision sommaire nous permet de constater que les différents organes du bacillaire, bien qu'offrant primitivement un fonctionnement normal, peuvent être lésés plus ou moins gravement à la suite d'une suralimentation mal comprise. Les accidents signalés ne sauraient être mis sur le compte de la tuberculose elle-même, puisque, dans toutes nos observations, nous voyons que l'affection est en *rétrocession* au moment où ils éclatent, que ces derniers se manifestent consécutivement aux excès alimentaires et disparaissent quand les malades cessent la suralimentation ou le régime carné. D'où cette conclusion : si certains tuberculeux *curables* ne guérissent pas, ou même aggravent leur état, tout en suivant une cure méthodique et parfaite *en apparence*, c'est qu'ils commettent des fautes d'hygiène alimentaire.

Mais il est une seconde catégorie de malades qui voient leur guérison retardée pour d'autres motifs, ceux-ci tenant à *l'individu lui-même* et résultant d'un *état constitutionnel*, soit congénital, soit acquis. En effet, chez les tuberculeux il y a des obèses et des asthmatiques *d'origine* ; de même l'arthritisme, le diabète, l'albuminurie, la cirrhose, les cardiopathies, les dyspepsies peuvent résulter, non plus de la suralimentation, mais bien, cette fois-ci, *du seul fait de la tuberculose*. Faut-il continuer à pousser *quand même* ces malades vers l'alimentation forte?. .. ou bien « jugeant qu'ils ont acquis une dose de résistance suffisante, s'occuper surtout des phénomènes qui dénoncent si clairement leur état pléthorique » ?

M. Sabourin,[1] qui pose la question, répond judicieusement « qu'à une certaine période de traitement de certains phtisiques, il peut survenir des incidents montrant que ce n'est plus la tuberculose qui parle mais plutôt l'état constitutionnel du malade, et c'est l'indication du régime à instituer ».

Et nous ajoutons que si l'on veut s'acharner à lutter contre l'élément tuberculose par la suralimentation, il est fort à craindre qu'on ne voie survenir, chez les malades en question, toute la série d'accidents signalés au cours du présent chapitre.

[1] Dr C. Sabourin, *Les exutoires tuberculeux du poumon*, Paris, 1903.

CHAPITRE IV

CONDUITE A TENIR DANS LES DIFFÉRENTS CAS

A la suite des considérations qui précèdent, une question se pose tout naturellement. Puisque, dans certains cas, la suralimentation peut avoir de fâcheuses conséquences ; puisque, d'autre part, elle est utile et même *indispensable* aux tuberculeux, dans quelles proportions faudra-t-il alimenter ceux-ci ? En d'autres termes, où *commence* et où *finit* la suralimentation ?

La réponse est délicate, car le problème si complexe de la nutrition est loin d'être élucidé. Nous avons vu, au chapitre premier, qu'il est impossible d'établir une *ration d'entretien* applicable indistinctement à tous les individus ; pour le même motif, on ne saurait poser de *règles générales* au sujet de la suralimentation, étant donné l'extrême variabilité des organismes. « Si, depuis longtemps, dit M. Mouisset, on répète en clinique « il n'y a pas de maladies, il n'y a que des malades », il est aussi juste de dire, à propos du traitement de la tuberculose, que la médication comporte *une grande variété d'indications thérapeutiques*, qui, toutes, partent du même principe pour arriver au même but. »

« Suralimenter, déclare à son tour le Professeur Renaut, ne veut pas dire soumettre indistinctement tous les malades à une ration uniforme, ou à très peu près.

Ce dernier procédé est celui mis en usage dans beaucoup de sanatoriums. C'est aussi — comme l'a fait observer Alb. Robin, au Congrès de Grenoble (1902) — des sanatoriums que nous reviennent nombre de malades avec un estomac devenu soit insuffisant, soit hypersthénique. Ceci, parce que dans les sanatoriums on doit forcément régler la ration *suivant une moyenne* et non pas pour chaque cas particulier. Or, si l'on prétend réussir soit à sauver, soit (lorsqu'on ne le peut pas) à prolonger la vie des tuberculeux pulmonaires, il convient avant tout de les envisager chacun en particulier, et non pas *en bloc.* »

Le régime alimentaire du bacillaire sera donc tout à fait *individuel.* Pour l'établir, on ne saurait, comme l'ont prétendu certains auteurs, se baser sur *l'appétit* du sujet. Chez l'homme sain, ses indications sont déjà faussées « par la confusion, impossible à éviter, entre la manifestation d'un besoin réel de réparation et l'appétence pour un aliment savoureux » (Linossier) ; à plus forte raison chez le tuberculeux. Nous avons vu que presque tous les dyspeptiques présentent une anorexie complète, un véritable dégoût pour les aliments.

Un autre signe, capable de fournir des indications plus précises sur la valeur du régime alimentaire adopté, c'est la *variation de poids* du sujet.

Sans doute, on objectera que la *pesée*, comme les autres signes généraux, ne donne qu'une indication globale, qu'elle n'indique ni quel tissu, ni quel organe peut avoir gagné ou perdu en substance, ou quelle nature de principes azotés, gras,..... etc, se sont accumulés ou ont disparu de l'économie ; qu'enfin, des modifications importantes peuvent se produire sans que la pesée les accuse (par exemple une perte de tissu musculaire compensé par un gain égal d'eau ou de graisse). Malgré ces imperfections, c'est en somme la balance qui, seule, nous permettra de constater si l'alimentation est *suffisante*, *insuffisante* ou *exagérée*. C'est là, d'ailleurs le point essentiel.

Mais de quelle quantité ce poids doit-il s'accroître par semaine ou par mois ?

Si le pesage du nourrisson sert de critérium à son réglage alimentaire, c'est qu'il s'adresse à des êtres généralement normaux et bien portants. Le tuberculeux, ne l'oublions pas, est un pathologique. Suivant l'étendue des lésions, l'état de la dyspepsie, l'époque du traitement, les gains seront plus ou moins considérables, d'où l'obligation d'établir de larges moyennes.

Le Dr Cosset a trouvé[1] que, pour les tuberculeux curables, les moyennes des augmentations sont de 1.855 grammes par semaine pendant la première quinzaine, de 518 grammes par semaine pour la deuxième quinzaine, puis de 360 grammes ensuite, jusqu'à une certaine limite naturellement, qui est à peu près le *poids normal* de l'individu.

Se basant sur ces données, M. Roger Savignac, dans une thèse récente[2], dresse le tableau approximatif suivant :

[1] Cosset, *Considérations sur le poids des tuberculeux curables* (thèse Paris, 1901).

[2] R. Savignac, *l'ordonnance du tuberculeux* (thèse Paris, 1903.)

Un gain de 100 à 500 grammes par semaine est *très bien ;*

Un gain de 500 à 1000 grammes est *trop beau ;*

Un gain au-dessus de 1000 grammes est *exagéré* et ne pourra ni ne devra durer.

L'auteur trouve — et c'est aussi notre avis — qu'un gain hebdomadaire raisonnable (250 gr. par exemple) et régulièrement acquis, est d'un excellent pronostic. Il ajoute : « Un médecin qui jugerait de l'état de son malade uniquement d'après la courbe de son poids s'exposerait à des mécomptes. Seulement cette augmentation est la traduction d'un *avantage* dans la lutte entre le terrain et le bacille. »

En somme, il ne s'agit pas d'instituer chez le tuberculeux « le sport des kilogrammes » (au risque, nous l'avons vu, de compromettre le bon fonctionnement de ses voies digestives), mais seulement de *récupérer* et de ne *pas trop dépasser le poids qu'il avait avant de tomber malade*. On trouve la même opinion formulée par MM. Grancher, Bouchard, Linossier, Gautier et la plupart des auteurs [1].

Il est permis d'espérer que la réponse *définitive* à la question qui nous occupe sera donnée bientôt par l'*urologie*. Cette vieille méthode, déjà connue d'Hippocrate et si florissante au moyen âge, méritait sans doute les railleries dont l'accablèrent jadis certains auteurs satiriques. Rabelais et Molière furent cruels envers les

[1] L'augmentation de poids doit être contrôlée par l'examen des urines, la température, et, surtout, l'auscultation : « Pour la tuberculose, nous répète souvent M. Lyonnet, *il ne faut pas que la balance détrône le stéthoscope* ».

médecins de leur temps qui prétendaient trouver la source de toutes les révélations dans l'examen du liquide urinaire. Il est vrai de dire que cet examen se réduisait alors aux seules propriétés physiques, à l'*apparence* de l'urine (quantité, coloration, transparence, etc.)

De nos jours, les progrès de la chimie ont permis de perfectionner l'analyse des urines. C'est en tenant compte « de la composition totale et du poids des excrétions et en les comparant à la composition et au poids des aliments, que le chimiste et le physiologiste arrivent à suivre jour par jour l'effet d'un traitement ou d'un régime. » (Arm. Gautier).

La méthode des *rapports d'échange*, due en grande partie aux travaux de MM. A. Robin, Bouchard, Joulie, Henninger, Maurel, etc., a permis, dans ces dernières années, d'éclairer d'un jour nouveau les mystères de la nutrition [1]. Grâce à ce procédé on peut *lire*, en quelque sorte, dans les actes si multiples de cette nutrition et savoir comment le malade s'alimente, assimile et désassimile. Une bonne analyse d'urine, déclare M. A. Robin, nous permet de mesurer « non seulement les actes géné-

[1] Bornons-nous à signaler, parmi ces *coefficients urinaires* ceux qu'il est le plus utile de connaître :

Le rapport entre l'azote excrété, sous forme d'urée et l'azote total des urines, ou *coefficient azoturique;*

Le rapport du *carbone urinaire total* à l'*azote total;*

Le rapport de l'*acide phosphorique* à l'*azote total ;*

Le rapport du poids de l'*urée* à celui des *matières fixes* totales;

Le rapport de l'*acide urique* à l'*urée;*

Le rapport des *matières minérales* des urines aux *matières fixes* totales.

raux des échanges organiques, mais encore les activités particulières de la plupart des organes ; de même qu'à l'inspection des cendres d'un foyer on juge de la nature du combustible et de l'intensité de la combustion. »

En attendant la vulgarisation d'un procédé de laboratoire qui n'est pas, d'ailleurs, à la portée de tous, il faut nous cantonner sur un terrain plus pratique. Comment donc établir une bonne formule de suralimentation ? M. le professeur Renaut nous l'indique :

« Il faudra déterminer, dit-il, ce que, dans son cas particulier, chaque malade sera capable d'absorber et de retenir en fait d'alimentation, quitte à, plus tard, modifier le taux des prises de nourriture et faire varier les substances alimentaires. Car tel phtisique qui ne mange plus la nourriture ordinaire offerte ou qui ne la digérait plus, en acceptera et en digérera une autre. *On composera donc la ration d'entretien pour chacun*, on en variera les éléments jusqu'à ce qu'elle soit, en fin de compte, acceptée ou gardée. Ceci est une affaire, si l'on veut, de tact clinique et de tâtonnement. »

Le Dr F. Barbary, de Nice, dans un excellent ouvrage de vulgarisation[1], ne craint pas d'affirmer, à propos de l'établissement de ce régime en quantité chez chaque tuberculeux, que « l'examen du tube digestif est *aussi utile* que l'examen des voies respiratoires. »

Envisageant les deux cas suivants :

[1] *La « grande Faucheuse » (la lutte antituberculeuse dans la famille, à l'école, à l'atelier)* par le Dr F. Barbary, Paris, Naud, 1904.

a) Ou bien le tuberculeux a un tube digestif normal ;

b) Ou bien le tuberculeux est un dyspeptique; il prescrit un régime en conséquence :

« Dans le premier cas, il faut, dit-il, augmenter *progressivement*, avec *prudence,* la dose quotidienne de ses aliments; essayer les moyens habituels, œufs, féculents, poissons, même viande crue ou jus de viande, mais à condition spéciale *d'assurer l'asepsie intestinale.*

« Dans le second cas, il conviendra de traiter *avant tout* la dyspepsie, d'en rechercher la forme, hypo- ou hyperchlorhydrique. Une alimentation appropriée à la dyspepsie peut paraître *insuffisante* pour un tuberculeux ; c'est pourtant à cette dernière seule qu'il faudra avoir recours jusqu'à ce que l'intégrité du tube digestif soit revenue. »

Nous adoptons cette division pour l'exposé succinct de quelques types de suralimentation.

1° **Tuberculeux non dyspeptiques.** — En l'absence d'indications spéciales venant de l'état gastrique, M. A. Robin [1] veut qu'on fasse absorber aux malades, outre l'alimentation carnée (restreinte le plus possible), une forte proportion d'aliments ternaires, graisses, sucres, féculents qui seuls, comme l'ont montré les expériences de Voit, permettent l'intégration des albuminoïdes dans les tissus pour réparer les pertes de l'organisme.

[1] A. Robin, *Revue internationale de médecine et de chirurgie pratique*, 25 novembre 1903.

A propos des *graisses*, M. Ch. Richet trouve qu'on abuse souvent de ces dernières dans l'alimentation des phtisiques. Il a montré qu'elles congestionnent et quittent tard l'estomac. De plus, on sait, en physiologie, l'influence sur les graisses des sécrétions qui arrivent dans le duodénum. En clinique, certains malades qu'on prétend gaver de graisses de toutes sortes et d'huile de foie de morue, s'en trouvent très mal. Le mieux sera de tâter à cet égard la susceptibilité des sujets et de commencer, par exemple, par une seule cuillerée à soupe d'huile de foie de morue par jour[1].

M. Mouisset estime que, lorsque les malades arrivent à faire dans la journée trois repas « tels qu'ils sont servis dans une bonne table d'hôte », il n'est pas souvent nécessaire de demander davantage. Au besoin, on peut ajouter une collation légère à 10 heures et à 4 heures.

Cette formule ne s'écarte guère de celle établie déjà en 1897 par le professeur Grancher : « Deux cuillers à soupe de viande en vingt-quatre heures et deux œufs, en plus de la nourriture ordinaire ou ration d'entre-

[1] Nous pourrions faire une remarque analogue relativement aux *lavements huileux* (huile de foie de morue, jaunes d'œufs et chlorure de sodium) imaginés pour éviter la surcharge en aliments gras du tube digestif. Le procédé de MM. Revilliod (de Genève) et Zoppino a le grand avantage de ménager l'estomac, mais il ne diminue pas la fatigue du foie. L'absorption se fait par les veines hémorroïdales et aboutit presque exclusivement à la veine porte. La surcharge graisseuse peut même se traduire par un gonflement du foie, appréciable surtout à la percussion, indiquant toujours la saturation des cellules et la nécessité d'interrompre la suralimentation graisseuse (A. Plicque).

tien, c'est ce que j'appelle la *ration de guérison* ; et cela suffit. Mieux vaut cette suralimentation légère, modérée, mais durable et constante, que l'alimentation forcée. »

Voici, d'autre part, la composition du régime institué par Dettweiler à Falkenstein.

Matin : 7 heures : café, thé, cacao, avec quelques biscuits, beurre à discrétion.

10 heures : un ou deux verres de lait (ou de képhyr ou de koumys), avec du pain beurré et de la viande froide.

Soir : 1 heure : un peu de légumes, de rôti, du dessert et du vin coupé.

4 heures : lait frais, avec pain beurré, vin et cognac.

7 heures : viande chaude ; quelques pommes de terre (ou riz, nouilles, macaroni), volaille et un peu de vin.

Avant le coucher : un peu de lait, avec cinq ou six cuillerées à café de cognac.

Hirtz préconise ce régime, tout en trouvant *excessive* la dose de 100 grammes d'alcool qu'il veut réduire à 20 ou 30 grammes (on sait quelle est notre opinion à ce sujet). Il recommande en outre la viande crue pulpée à la dose maximum de 300 grammes par jour : sérum, 4 à 500 grammes. (La poudre de viande lui a donné les mêmes phénomènes d'intoxication que ceux signalés par M. Dufourt.)

Comme adjuvants :

Huile de foie de morue ;

Vin glycériné (1 bouteille de vin blanc mousseux

avec 200 grammes de glycérine pure et neutre. Un verre à bordeaux avant chaque repas).

Lait : vache, chèvre, ânesse, femme (!).

2° **Tuberculeux dyspeptiques.** — En présence d'un tuberculeux offrant des troubles gastro-intestinaux M. A. Robin [1] commence par mettre le malade au *régime lacté absolu*. En diminuant de cette façon l'hypersthénie, on remédie aussi à la déminéralisation, on agit d'une façon restrictive sur les échanges respiratoires trop élevés et on remonte indirectement l'état général du malade. Sous l'influence du lait (4 litres par jour), l'hypersécrétion gastrique diminue assez rapidement. Au bout de trois à cinq semaines, on ajoute à l'alimentation des *jaunes d'œufs crus* (4 à 10 par jour [2]), enfin, progressivement, des pâtes alimentaires, puis, peu à peu, de la viande, en commençant par des doses modérées, soit environ 80 à 100 grammes par jour.

Hirtz reconnaît de son côté [3] que le tuberculeux dyspeptique ne pourra digérer qu'une *quantité relativement minime* d'aliments, d'où nécessité d'un régime sévère, méthodique, réglé heure par heure :

[1] A. Robin : *Revue int. de méd. et de chir. pratiques*, 25 nov. 1903.

[2] Les *jaunes d'œufs crus* sont aux *lécithines* si vantées ce qu'est un produit actif et vivant à une préparation de laboratoire plus ou moins imparfaite; sans compter que le jaune d'œuf contient en outre des graisses, des phosphates, des albuminoïdes, du fer, ... etc., et renferme plus de lécithine que l'on n'en pourrait absorber économiquement en préparations pharmaceutiques.

[3] Hirtz, *Journ. de méd. int.*, 1903, p. 189.

Matin : 7 heures : 250 grammes de lait, avec une petite cuillerée de cognac.
10 heures : tasse de cacao.
Midi : Bouillon avec un jaune d'œuf, un peu de riz au lait, un petit verre de vin de Bordeaux vieux.

Soir : 4 heures : Une tasse de café au lait avec 60 grammes de pain grillé.
6 heures : Une tasse de lait.
8 — : Soupe au lait, pain grillé, 50 grammes de jambon râpé dans le bouillon (Ewald, Darenberg).

M. le professeur Renaut a bien voulu, dans une communication personnelle, nous indiquer la façon dont il pratique la suralimentation envers ses malades. Nous sommes heureux de la reproduire ici *in extenso*.

« Dans beaucoup de cas, surtout au début, surtout aussi chez l'adulte, où la tuberculose intestinale d'emblée est plutôt exceptionnelle, l'*intestin reste en bon état* soit total, soit relatif. Je composerai la ration alimentaire quotidienne que doit prendre coûte que coûte le phtisique, sous peine, à vrai dire, de mort *(a)* de façon à réduire au minimum la participation de l'estomac aux actes digestifs ; *(b)* de manière à utiliser presque exclusivement la digestion duodénale.

a) *Réduction du travail de l'estomac.* — On parviendra à l'obtenir en ingérant des substances soit liquides, soit porphyrisées pour ainsi dire. En outre, on pourra, le cas échéant, donner le traitement de la dyspepsie par insuffisance, tel qu'il a été réglé par A. Robin. Le malade avalera, même sans faim, des liquides ou des purées, parce qu'il n'aura pas à les mâcher et, donc, pas le temps de s'en dégoûter en les mastiquant. Le peu qu'aura à faire l'estomac en présence de ces ingesta sera d'ailleurs facilité par la médication, légèrement excitante, de l'action glandulaire. Trois heures après chaque grand repas, on saturera les acides, cette fois-ci, non pas avec la magnésie ou la craie, mais avec le *bicarbonate* uni à une toute petite quantité d'*acide tartrique* : le paquet suivant dissous dans un peu d'eau :

Bicarbonate de soude	2	gramm.
Acide tartrique.	0,15	centigr.

Le flot de gaz acide carbonique, produit quelques instants après l'ingestion de ce petit remède, détermine une série d'éructations vraiment libératrices ; car, avec ce gaz dégagé par action chimique brusque, partiront ceux que la digestion lente et laborieuse a développés. La toux, à partir de ce moment, aura plus de chance de devenir moins émétisante. D'autre part, on sait que le bicarbonate de soude est un excellent élément pour la mise en charge prochaine des glandules gastriques.

b) *Appel à la digestion duodénale.* — De ma ration ordinaire de suralimentation, j'écarte les viandes et je les remplace par des œufs et des purées fines de légumineuses azotées, puis le lait et quelques aliments lactés. Je distribue la ration ainsi :

Premier déjeuner du réveil et goûter de 4 heures. — Chaque fois, 300 grammes de lait écrémé à fond,

2 jaunes d'œuf battus dedans et café le matin, — cacao à 4 heures — ensuite, 2 œufs à la coque peu cuits avalés sans pain.

Début du *repas de midi* et début du *souper* à 7 heures et demie, par un potage, fait avec 125 grammes de pois secs, ou haricots secs, ou lentilles, ou fèves, ou Revalescière, mis en purée fine passée au tamis de crin, puis lié avec 3 jaunes d'œuf avant de saler et beurrer au gré du malade, pour en faire une assiettée de potage liquide remplaçant la soupe au pain. Ensuite le malade prend la nourriture qui lui agrée.

Le soir vers 10 heures (à moins d'indications contraires), 200 grammes de lait chaud, ou, au choix, 2 œufs à la coque peu cuits avalés sans pain.

Neuf fois sur dix, le malade prendra d'emblée cette ration sans difficulté et la gardera de même. Ce qu'il mangera ensuite à son gré sera bénéfice alimentaire pur. A la fin de chacun de ces repas, qui mettent la digestion duodénale en activité de façon si considérable, on viendra au secours de celle-ci en donnant 2 ou 3 pilules kératinisées de 10 centigrammes de *pancréatine.*

En procédant de la sorte on verra, sauf exception, le malade reprendre du poids. Bientôt, et du reste au fur et à mesure de l'amélioration qu'il éprouve, il verra son appétit peu à peu renaître. Alors, à son gré, en obéissant à ses préférences, il y ajoutera d'autres aliments à ses grands repas. Et, le plus souvent, au bout de deux ou trois mois, il se nourrira assez, son poids sera redevenu suffisamment élevé et stable pour qu'aux purées, aux œufs, au lait, on puisse substituer — toujours d'après ses préférences, — d'autres aliments *d'égale valeur nutritive* que ceux auxquels il les substitue, (les légumineuses sèches valent la viande poids pour poids.)

Telle m'a paru devoir être la véritable règle de la suralimentation. Du moins, telle est la manière de la pratiquer qui m'a donné un grand nombre d'améliorations, un petit nombre de guérisons ou du moins d'arrêts dans l'évolution de la tuberculose qu'on peut qualifier de guérisons temporaires. Car la tuberculose jouit de ce fâcheux privilège que, par une première atteinte, elle prédispose à des récidives. On ne sait donc, à proprement parler, jamais si un tuberculeux, — et surtout un phtisique, — est définitivement guéri ou non. En tout cas, je n'ai jamais vu survenir d'accidents d'intolérance gastrique, de tuméfaction du foie, etc., si fréquemment observés chez les phtisiques qu'on suralimente en les gorgeant de viandes. C'est pourquoi je crois posséder et préconiser une bonne formule de suralimentation. Je ferai remarquer que c'est cette même formule que j'adopte pour l'*alimentation* des dyspeptiques hypersthéniques. Là, il n'y a pas de doute, c'est celle qui, en dehors du régime lacté absolu, ménage le mieux l'estomac.

Une dernière considération nous arrêtera : elle est relative à l'*élimination* des déchets nutritifs. Pour faciliter cette dernière, M. le Dr. Barbary ordonne à tous ses malades des lavements, lavages quotidiens à l'eau boratée ; il ajoute un verre d'eau de Montmirail à prendre régulièrement chaque semaine. Comme boisson, de l'eau, du lait ou de la bière, suivant les cas. Enfin, chez les dilatés avec hypochlorhydrie, il prescrit l'acide chlorhydrique, ou mieux la *gastérine*[1].

Nous estimons avec lui qu'on aura raison des accidents de suralimentation en appliquant une méthode rigoureuse visant un triple but :

1° Traiter scrupuleusement la dyspepsie fréquente chez les bacillaires après avoir constaté en eux la forme hypo ou hyperchlorhydrique.

2° Chez tous, sains ou dyspeptiques, assurer l'asepsie et le fonctionnement normal du tube digestif.

3° Chez tous, enfin, tâter la tolérance propre de chaque individu.

Ce qui revient à mettre en pratique la formule suivante :

Il faut reconnaître l'estomac de chaque tuberculeux et le nourrir en lui fournissant la dose alimentaire maxima capable d'être assimilée sans surcharge.

En somme, pour résumer ce chapitre, nous dirons que l'alimentation des tuberculeux doit être *suffisante*,

[1] L'étude de la *Gastérine* est due au Dr Frémont (dont les travaux sur les affections de l'estomac font autorité). Il isole l'estomac chez des chiens bien portants et réalise ainsi une véritable récolte d'un suc gastrique exempt d'impuretés microbiennes ou alimentaires. La Gastérine est le traitement de choix dans tous les cas de sécrétion gastrique insuffisante, que cette insuffisance soit due à une maladie aigüe, infectieuse, fébrile ou qu'elle résulte d'une affection chronique, primitive ou secondaire de l'estomac.

Elle fait disparaître les douleurs et les troubles digestifs. Peu à peu les forces renaissent, le poids augmente et il vient un moment où les malades digèrent parfaitement tous les aliments sans avoir recours à son emploi.

variée (c'est-à-dire composée de viandes crues et cuites, de légumes verts et de féculents, d'huiles et de corps gras, dans de justes proportions) et *proportionnée à leurs facultés digestives et assimilatrices*. « Il ne faut plus prendre à la lettre, dit le Dr Léon Leriche, le mot *suralimentation*, qui implique la nécessité de faire de tous les tuberculeux des Gargantuas et des Pantagruels par persuasion. » Et le même auteur ajoute, dans une ingénieuse comparaison : « Quand une lampe consume trop, ce n'est pas *en faisant déborder son récipient* qu'on remédiera à ce vice, ce n'est pas davantage en surchargeant jusqu'à indigestion l'estomac du phtisique qu'on arrivera à compenser la rupture d'équilibre entre la désassimilation et l'alimentation. »

CHAPITRE V

LES MOYENS PROPRES A AIDER L'ALIMENTATION

Nous croyons utile, pour terminer cette étude, de rappeler brièvement les quelques procédés mis en usage pour aider à l'alimentation d'une manière efficace.

On sait tout le parti qu'un expérimentateur attentif peut retirer parfois des *moyens thérapeutiques ordinaires*. M. Mouisset fait remarquer que l'*hydrothérapie* sous toutes ses formes (bains, douches, etc.) sera d'un grand secours, pour stimuler l'organisme, réveiller l'appétit, activer la digestion, combattre la neurasthénie et son cortège symptomatique habituel. Les troubles fonctionnels digestifs pourront souvent disparaître grâce au *froid*, en boissons ou en applications locales (Letulle). La *position horizontale* après les repas (chaise-longue), le port d'une *ceinture hypogastrique* sont des procédés mécaniques excellents pour faciliter le travail de la digestion, éviter les inconvénients de la ptose viscérale chez les malades amaigris et empêcher l'augmentation de la dilatation stomacale. Les *lavages d'estomac*, *l'entéroclyse* sont tout autant de moyens propres à assurer l'évacuation et l'asepsie du tube digestif.

Quant aux *remèdes proprement dits*, on va beaucoup trop loin — comme nous le faisions remarquer au début de notre travail, — en les rejetant *en bloc* et systématiquement dans la cure de la tuberculose. Il ne faut pas oublier qu'il existe une médication ayant pour effet précisément de surexciter les fonctions nutritives et assimilatrices ou des médicaments d'épargne, qui sont de véritables modérateurs des combustions intérieures.

Parmi les premiers, citons la *noix vomique*, le *condurango*, les acides *lactique*, *chlorhydrique*, *phosphorique*, le *bicarbonate de soude*, la *magnésie calcinée*, les *amers*, etc.

Parmi les seconds prendront place la *kola*, la *coca*, les *phosphates*, les préparations *arsénicales* et leurs composés, etc.

Ce serait sortir du cadre de notre sujet que de nous étendre sur l'opportunité et le mode d'emploi de ces divers médicaments.

Nous nous bornerons seulement à rappeler que les dyspepsies et leurs nombreux retentissements sur le tube digestif étant la conséquence la plus habituelle de la suralimentation, il sera rationnel de *faire passer le traitement gastrique avant toute autre médication*, puisque c'est l'état de l'estomac qui commande le pronostic. On peut, avec cette seule thérapeutique, obtenir une amélioration considérable de la lésion pulmonaire par le relèvement de l'état général.

D'après le Dr Du Pasquier, l'*hypersténie* sera justiciable des modérateurs gastriques et des poudres de saturation alcalino-terreuse. Nous avons vu que M. Albert Robin préconise le régime lacté absolu dans les cas graves. Le plus souvent, il suffira de prescrire le régime mixte habituel de l'hyperchlorhydrie.

Dans l'*hyposténie*, au contraire, on aura recours aux excitants de l'estomac.

Dans la *gastrite chronique* on fera prendre au malade des ferments digestifs ou des sucs gastriques artificiels (*gastérine* de Frémont).

On combattra les *troubles accessoires des dyspepsies* (anorexie, constipation ou diarrhée), par les moyens habituels. Dans les cas de vomissements provoqués par la toux, il faudra discipliner cette dernière, puis la calmer par les remèdes ordinaires. M. Lyonnet a montré (th. de Despiney, Lyon, 1898) tout le parti qu'on peut tirer du *menthol*. « Il ne faut pas ménager aux tuberculeux les *laxatifs* et les *purgatifs* (salins et drastiques alternativement) pour aider l'organisme à se débarrasser des toxines alimentaires, des scories de la combustion surabondante, par suite d'une alimentation intensive chez des malades soumis à un grand repos physique. » (Leriche, *la Consult. méd.*, 1903). On tentera de plus l'antisepsie intestinale (salol, benzonaphtol).

Le traitement des *hémoptysies* est justiciable d'une diète hydrique absolue de vingt-quatre heures, puis du régime lacté (Sabourin).

De tous les agents thérapeutiques employés pour lutter contre la déminéralisation tuberculeuse, un seul nous arrêtera : l'*arsenic*.

La médication arsénicale (*liqueur de Fowler* diluée et *Cacodylate de sodium*) a fait ses preuves ; nous ne pouvons moins faire que de reproduire à ce sujet l'opinion si autorisée de M. le professeur Renaut[1] :

« L'arsenic, en général — et le cacodylate de sodium en particulier — n'est pas un remède spécifique de la tuberculose. C'est tout simplement un agent de traitement de la tuberculose : j'ajouterai toutefois qu'à mes yeux, il est le plus puissant, peut-être même le seul agissant avec l'alimentation qu'il rend effective en modérant le mouvement déperditif si favorable à la germination ou à la pullulation des colonies bacillaires dans les points faibles de l'organisme. »

[1] M. le professeur Renaut renonce à l'*arrhénal* qui, selon lui, agit sur la digestion, non seulement gastrique mais duodénale, d'une façon « déplorable ». Il coupe net l'appétit, et, d'autre part, semble diminuer l'activité glandulaire gastrique et pancréatique. (*Communic. personn.*)

OBSERVATIONS

OBSERVATION I

(Dr Capitan, *in* thèse de Colombani, Paris, 1903)

Troubles dyspeptiques. — Congestion hépatique. Albuminurie.

Une jeune fille de vingt-cinq ans ayant présenté de temps à autre de légères hémoptysies, avec petites poussées de congestion au sommet du poumon, voulut, pour se tonifier, pratiquer sur elle-même une suralimentation forcée.

Elle arriva à consommer ainsi par jour : 200 à 300 grammes de viande crue, puis 6, 8, 10 œufs, le tout *sans préjudice des repas ordinaires*. Au bout de quinze à vingt jours de ce régime, elle présenta des *vomissements* avec douleur épigastrique, un grand malaise et quelques *troubles urinaires*.

Le docteur qui l'examina constata un *foie* débordant les fausses côtes et mesurant 12 à 13 centimètres de hauteur sur la ligne mammaire, un *estomac distendu* et *sensible*, et, dans les urines, un louche très net correspondant à 15 ou 20 centigrammes d'albumine par litre. La malade paraissait très déprimée et l'état général était mauvais, avec langue saburrale, *diarrhée fétide...*, etc.

Une médication laxative et hépatique suffit, tandis que le régime était ramené à un taux normal, pour faire disparaître tous les accidents en un temps fort court.

OBSERVATION II (inédite).

(Due à l'obligeance de M. le professeur Renaut.)

Dyspepsie.

Jeune homme de trente-deux ans, surmené professionnellement, non spécifique, avec des antécédents personnels et de famille ne présentant rien de particulier au point de vue de la tuberculose. Au mois de juin 1903, brusquement, une hémoptysie type, sans fièvre. Quelques semaines après, le malade qui a continué de tousser à la suite de son crachement de sang, vient me consulter. Il existe de la matité, du souffle expiratoire d'induration léger, des craquements secs très nets au sommet gauche, en avant et en arrière. A droite, expiration prolongée, léger bruit de papier répondant à des frottements pleuraux dans la fosse sus-épineuse.

Je prescris le repos, une cure d'aération à la campagne, pendant tout l'été, et la suralimentation. Mais le malade désire ne pas s'astreindre à la formule de suralimentation que je lui propose. Il a, dit-il, conservé beaucoup d'appétit et préfère se nourrir très intensément à sa guise.

Il le fait, absorbe en quantité des viandes et des poissons, des farineux. Il fait de la *zomothérapie*, et, conséquemment, élève fortement dans sa ration quotidienne le taux de viandes crues ou saignantes. Il augmente de 6 kilogrammes de la fin de juin à la fin d'octobre. D'ailleurs il ne tousse plus.

Mais surviennent, à cette époque, des *troubles digestifs* qui, peu à peu, arrivent à gêner considérablement le malade. Au commencement de décembre 1903, il revient me trouver. Il constate que, depuis environ six semaines, non seulement son poids corporel n'augmente plus, mais a diminué de près de 1 kilogramme. A l'examen, on note une très grosse amélioration du côté pulmonaire : au sommet gauche on ne trouve plus de craquements. Mais le malade présente tous les signes d'une *dyspepsie par insuffisance.* L'estomac, autrefois très actif, ne fait plus que des digestions lentes. Il ne se vide pas et, cinq ou six heures après les repas, on peut constater un *clapotage* caractéristique.

Cette observation marque tout simplement — conclut le professeur Renaut — qu'un malade très peu atteint peut (semble-t-il du moins jusqu'ici) guérir de sa première poussée par un traitement approprié dont l'un des éléments majeurs est la suralimentation ; mais, qu'au cours de cette entreprise de transformation d'un phtisique au début en phtisique guéri, soit entièrement, soit momentanément, la suralimentation mal comprise a d'abord donné de bons résultats, pui ensuite *de relativement mauvais.* Cela montre que, dans chaque cas, il faut déterminer, le *mode* et le *degré* de la suralimentation au lieu de la prescrire excessive *quand même* et comme en vertu d'une obéissance à un *dogme.*

OBSERVATION III

(Communiquée par M. le Dr Patoir, de Lille.)

Troubles gastriques. — Hypertrophie hépatique. Albuminurie. — Urémie.

Jeune femme de vingt-deux ans. Père et mère vivants, non tuberculeux. Une sœur morte à vingt ans de broncho-pneumonie, probablement tuberculeuse. Une tante tuberculeuse.

Mariée en 1893, bien portante, elle est atteinte au milieu de 1894 d'une tuberculose qui marche très rapidement et donne lieu, en quelques mois, à la formation d'une caverne du sommet droit avec infiltration du sommet gauche. Pronostic extrêmement sévère (professeur Wannebroucq). En septembre 1894, départ pour la campagne, repos absolu, cure d'air, puis tentative d'alimentation.

Le résultat est inespéré. Au bout d'un mois, la fièvre est complètement tombée; l'appétit est bon, les digestions faciles, les signes pulmonaires paraissent s'amender. La malade arrive petit à petit à faire trois repas complets et à absorber, en plus, six et huit œufs tous les jours. Au printemps de 1895, la malade qui a suivi strictement son régime est fortement améliorée, non seulement dans son état général, mais les lésions pulmonaires semblent avoir rétrocédé, tout au moins elles sont silencieuses. Comme signe fonctionnel, elle n'est plus gênée que par la dyspnée qui est toujours assez forte. Ce résultat obtenu, la malade devient indisciplinée : elle observe très mal la cure de repos et la cure d'air dont elle ne saisit que les inconvénients, mais elle continue à manger beaucoup. Elle reste d'ailleurs en fort bon état et, refusant de se condamner au repos, elle reprend la vie ordinaire hors en ce qui concerne l'alimentation qu'elle maintient au taux excessif que voici : trois gros repas chargés de viande et de corps gras, huit ou dix œufs et un litre de lait tous les jours, de la pâtisserie, des fruits, des bonbons. En outre, la malade boit largement de la bière et du vin ; elle prend aussi du vin d'Espagne et des liqueurs

Les tentatives faites pour la modérer échouent ; elle trouve que les médecins manquent de logique et se contredisent.

En juin 1895, signes de *dyspepsie*, mauvaises digestions, appétit moindre, sommeil troublé. Puis, à la suite d'une indigestion, embarras gastrique, léger ictère avec urines foncées et fèces un peu décolorées. Les urines contiennent un peu d'urobiline et des traces d'albumine ; *foie gros*, un peu douloureux. Dyspnée plus forte, toux fréquente et sèche ; signes de congestion aux deux sommets. T. = 38 à 38°5 le soir, sueurs nocturnes. Etat général mauvais ; la malade a beaucoup maigri.

Repos et régime lacté. Les symptômes gastro-hépatiques s'amendent rapidement ; le foie diminue de volume, l'ictère disparaît. Urobiline et albumine disparaissent des urines ; l'appétit revient et les digestions sont normales. Au poumon, râles moins abondants, les signes fournis par la caverne et l'induration du sommet gauche persistent ; dyspnée et tachycardie toujours marquées.

Il serait fastidieux de suivre la malade dans les différentes péripéties de son mal de 1895 à 1900. En voici le résumé :

Du côté de l'appareil pulmonaire, à la forme ulcéreuse du début se substitua insensiblement une forme fibreuse avec poussées congestives. La caverne qui existait au sommet droit persista, mais ne s'agrandit pas et resta presque toujours à sec. Assez souvent, et notamment au moment des règles, la malade avait de légères hémoptysies coïncidant avec des signes de congestion aux deux poumons La dyspnée s'accentuait ainsi que la tachycardie. Ces poussées congestives furent à certains moments tellement graves qu'on put craindre que la malade mourût asphyxiée. Pourtant, chaque fois tout rentrait petit à petit dans l'ordre.

En somme, en dehors de ces poussées, la marche des lésions fut tellement lente qu'elle parut rester à peu près stationnaire jusqu'à la fin.

D'ailleurs l'état général se maintenait assez bon. Après la crise dont nous avons parlé, l'appétit étant revenu, la malade se remit à la suralimentation, d'abord d'une façon modérée, puis insensiblement elle retomba dans les écarts d'auparavant. Aussi eut-elle de temps à autre une indigestion presque toujours suivie d'embarras gastrique, de congestion hépatique et rénale, accidents qui duraient de plus ou moins longtemps, puis s'amélioraient. Mais au bout d'un certain temps le foie resta gros ; il y avait souvent des poussées de subictère, avec présence d'urobiline. On notait aussi de l'oligurie, des traces d'albumine qui, d'intermittentes, devinrent permanentes.

Et comme, malgré ces épisodes malheureux, la malade dans les intervalles ne souffrait pas trop, avait conservé son appétit et n'était incommodée en somme que de sa dyspnée, elle se remettait chaque fois obstinément au premier régime qui lui avait si bien réussi.

Les choses allèrent ainsi jusqu'en été 1899. A ce moment

elle commença à souffrir de temps en temps de maux de tête et à avoir des œdèmes fugaces. Elle toussait peu et ne souffrait pas de la poitrine. En octobre, 1899, à la suite de troubles gastriques et intestinaux qui duraient depuis quelques semaines et d'une course matinale où elle prit froid, ses maux de tête augmentèrent, les urines devinrent rares et rougeâtres, des vomissements et de la diarrhée apparurent et la malade, prise d'un grand frisson, fut obligée de s'aliter. T. = 39°5.

Le lendemain, pas de fièvre ; au contraire, les extrémités sont froides ; le pouls est petit et rapide mais régulier. Sueurs profuses. Le foie descend jusqu'à l'ombilic, il est fort douloureux ; tympanisme abdominal très marqué. Urines très rares, foncées ; albumine : 2 grammes ; elles contiennent également un peu de sucre, de l'urobiline et de l'indican, œdème des deux membres inférieurs avec quelques pétéchies. Crachats sanglants mais pas d'autres hémorragies. Vomissements. Diarrhée.

La malade est presque dans le collapsus. Son intelligence est intacte, mais elle répond difficilement à cause de la dyspnée. Par moment, la respiration prend un type qui se rapproche du Cheyne-Stokes. Et pourtant, du côté de l'appareil pulmonaire, en dehors des lésions habituellement trouvées, à peine quelques râles en plus. Peu de toux et peu de crachats.

Traitement : lait coupé avec de l'eau de Vals. Champagne. Injection de caféine et de morphine; le lendemain, nouveau frisson et nouvel accès de fièvre. T. = 39°3.

Apparition de taches purpuriques plus nombreuses. Hémoptysies assez abondantes et épistaxis. Ictère aux conjonctives.

Etat général : le même que la veille.

Les jours suivants apparaît une légère amélioration qui va s'accentuant: la malade urine plus abondamment, il n'y a plus d'accès de fièvre ; les vomissements cessent, la respiration et la circulation se régularisent. L'albumine est en moins grande quantité ; plus d'ictère, plus de glycosurie, et, au bout d'une quinzaine, la malade, toujours au régime lacté, entre dans une convalescence pénible.

Son foie est resté gros et douloureux ; la moindre alimentation la tympanise, lui donne de la diarrhée ; ses urines, diminuées, contiennent toujours un peu d'albumine. Du côté du cœur, dédoublement du premier bruit et battements rapides.

Dyspnée continue, teinte livide et cyanotique, très peu de toux et peu de crachats. A l'auscultation, inspiration courte et rude, expiration prolongée, soufflante presque partout. Très peu de bruits anormaux ; quelques râles secs et des sibilances disséminées.

Les choses restent en l'état jusqu'en février 1900. A ce moment, elle est reprise exactement des mêmes accidents que précédemment et elle meurt dans le collapsus et l'adynamie après six jours de maladie.

En somme, l'observation nous montre une tuberculose à marche rapide que le repos, la cure d'air et la suralimentation parviennent à enrayer. Par la suite, la suralimentation *excessive* produit *une série d'accidents gastriques, hépatiques et rénaux*, qui, peu marqués au début, prennent une telle importance qu'ils dominent la scène pathologique et finissent par amener la mort de la malade, bien plus que les lésions tuberculeuses qui ont peu progressé.

OBSERVATION IV (inédite).

(Due à l'obligeance de M. le Dr Mouisset).

Hémoptysies.

Mme X..., vingt-cinq ans. A eu une bronchite prolongée. Je la vois dans le courant de l'année 1902 et constate des craquements très nets au sommet du poumon droit.

La malade, soumise au traitement hygiéno-diététique, part à la campagne. L'amélioration ne tarde pas à se produire, les nouvelles que je reçois sont excellentes.

Quelque temps après, je suis appelé à l'occasion d'une *hémop-*

tysie abondante et prolongée. Ce jour-là, je constate un grand changement depuis mon dernier examen. Cette jeune femme a engraissé (elle est presque obèse) son augmentation de poids est considérable. La face est congestionnée. J'apprends que quelques *épistaxis* ont eu lieu pendant les jours qui ont précédé l'hémoptysie. Le pouls est fort, les urines ne contiennent pas d'albumine.

L'interrogatoire me donne l'explication de ces phénomènes. La malade a eu l'intention de suivre scrupuleusement son traitement, mais, ignorant que « le mieux est l'ennemi du bien », elle a *exagéré* les prescriptions relatives au régime alimentaire. Elle a mangé abondamment, elle a multiplié les repas, reconnaissant elle-même, d'ailleurs, qu'elle a dépassé la mesure, car ses digestions deviennent laborieuses. Après les repas, elle éprouve une pesanteur gastrique accompagnée de chaleur à la face, de maux de tête, parfois des palpitations.

Un retour à une alimentation plus modérée est ordonné ; dès lors, les phénomènes disparaissent.

Il est évident que les différentes transformations opérées depuis le début du traitement ont toutes la même cause. La disparition de certains phénomènes subjectifs pulmonaires, l'amélioration de l'état général, l'augmentation rapide et considérable du poids, les troubles digestifs représentent à la fois le bénéfice et les inconvénients du repos et d'une suralimentation excessive. De plus, il est permis d'affirmer que la complication pulmonaire doit avoir également la même origine. Le facies de la malade, les épistaxis, la tension du pouls montrent les modifications survenues dans l'appareil circulatoire et cet état congestif paraît avoir précédé la production de l'hémorragie bronchique.

OBSERVATION V

(Communiquée par M. le Dr F. Barbary, de Nice.)

Auto-intoxication gastro-intestinale.

Chez ce malade, des tentatives de suralimentation ont abouti à de l'auto-intoxication gastro-intestinale avec insomnie, température, troubles cardiaques, albumine.

C. L..., vingt-quatre ans, Nice 1900. Poids, 52 kg. 160. Mère et frère morts de tuberculose. Le malade lui-même a eu une hémoptysie il y a trois ans. Depuis, traité pour la tuberculose. Nous sommes demandé en mars auprès du malade dont l'état général, depuis quelques jours, donne de l'inquiétude à son entourage.

Examen : *Poumon à gauche.* — Au sommet, en arrière frottement, râles fins crépitants. En avant, sous la clavicule, râles crépitants.

Poumon à droite. — En arrière, matité légère, frottements, respiration prolongée. En avant, rien d'anormal.

Cœur. — Pas de souffle, mais léger bruit de galop.

Foie. — Déborde légèrement les fausses côtes.

Estomac. — Très dilaté, le malade souffre de gonflements après les repas.

Intestin. — Constipation fréquente suivie de débâcles. Langue très sale.

Etat général. — Très mauvais. Dès que le malade veut faire un effort un peu brusque, la respiration devient courte, haletante. Les battements du cœur sont précipités.

La température oscille entre 37 degrés, le matin, et 37 ou 38 degrés, le soir.

Crachats. — Examen microscopique. L'examen donne 8 à 10 bacilles de Koch par champ visuel et quelques streptocoques avec un grossissement de 1200.

Examen des urines. — Indique de l'anurie, de la phosphaturie et 42 centigrammes d'albumine par vingt-quatre heures.

Traitement suivi à cette époque :

1° Cure d'air ;

2° Injections de cacodylate de soude ;

3° Suralimentation.

La *suralimentation* était ici un véritable gavage à en juger par ce qui suit :

1° Aux repas ; potage, viandes grillées, poissons, féculents, dessert, champagne, café.

2° En dehors des repas : 5 à 6 œufs par jour, 2 litres de lait, tartines de beurre, viande crue, suc de viande.

Le tableau de la viande crue et du suc de viande fera voir à quelles dose en dehors d'une nourriture très suffisante, le malade était parvenu.

		Suc de viande		Viande crue	
Janvier	30 . . .	480	grammes	145	grammes
Février	1er . . .	550	—	135	—
—	2 . . .	550	—	105	—
—	3 . . .	550	—	110	—
—	4 . . .	510	—	130	—
—	5 . . .	550	—	75	—
—	6 . . .	550	—	60	—
—	7 . . .	600	—	125	—
—	8 . . .	510	—	180	—
—	9 . . .	600	—	185	—
—	10 . . .	580	—	120	—
—	11 . . .	530	—	»	—
—	12 . . .	560	—	120	—
—	13 . . .	600	—	125	—
—	14 . . .	580	—	120	—
—	15 . . .	»	—	65	—
—	16 . . .	»	—	80	—
—	17 . . .	»	—	90	—
—	18 . . .	»	—	110	—
—	19 . . .	570	—	55	—
—	20 . . .	520	—	55	—
—	21 . . .	540	—	75	—
—	22 . . .	610	—	120	—
—	23 . . .	525	—	60	—
—	24 . . .	650	—	60	—
—	25 . . .	550	—	100	—

		Suc de viande		Viande crue	
		—		—	
Février	26 . . .	620	grammes	50	—
—	27 . . .	500	—	45	—
—	28 . . .	630	—	»	—
Mars	1er. . .	570	—	80	—
—	2 . . .	425	—	»	—
—	3 . . .	450	—	80	»
—	4 . . .	»	—	»	»
—	5 . . .	»	—	»	»
—	6 . . .	»	—	»	»

La dilatation d'estomac, l'atonie intestinale, les phénomènes secondaires (tels que cauchemars, indispositions subites la nuit vers 2 heures du matin, albumine constatée dans les urines), nous conduisent à songer qu'en dehors de l'infection bacillaire le malade présente des symptômes d'auto-intoxication gastro-intestinale. Le tuberculeux est un dyspeptique avec dilatation par atonie que la suralimentation surcharge de toxines.

Nous soumettons le malade à des lavages de l'intestin, au sulfate de magnésie à doses fractionnées et quotidiennes, à l'eau de Montmirail prise deux fois par semaine.

Comme alimentation, régime lacté, quelques légumes en purée.

Après une quinzaine de jours, la température est descendue progressivement à la normale. Le malade a des nuits d'un sommeil tranquille, mais l'atonie gastro-intestinale persiste. Le Dr Frémont, demandé en consultation, fait un examen du suc gastrique qui donne de l'*hypochlorhydrie* très nette.

Un régime est institué. Régime alimentaire et *gastérine*. Continué pendant trois mois environ, ce régime permet au malade de reprendre peu à peu une alimentation azotée, des féculents.

Dans la suite, on augmente progressivement la dose alimentaire quotidienne tout en surveillant de très près le fonctionnement du tube digestif : antisepsie intestinale, purgatifs légers, lavages de l'intestin, gastérine à petites doses, massages de l'estomac.

Les symptômes aigus disparaissent peu à peu, le traitement spécifique de l'affection bacillaire, repris dès lors, procura au malade une amélioration qui dure encore.

Analyse d'urine. — Examen d'urine fait en pleine suralimentation mal dirigée avec auto-intoxication gastro-intestinale et albumine. Volume : 700 centimètres cubes.

	par litre	par 24 heures.	
	—	—	
Urée	18,40	12,88	1/50[e]
Acide urique	0,36	0,252	
Acide sulfurique	3,12	2,18	1/3[e]8
Chlorure de sodium	9,34	6,53	
Chlore	5,66	3,96	
Acide phosphorique	4,86	3,40	
Acidité totale en Ph^2O^5	3,10	2,17	
— en SO^4H^2	1,60	1,085	
Albumine			0,gr40

OBSERVATION VI

(Communiquée par M. le Dr Barbary.)

Insuffisance hépatique et albuminurie.

M. C. M..., trente-cinq ans. Pas d'antécédents héréditaires. En 1895, a eu une congestion pulmonaire. Quelque temps après, une hémoptysie se déclare. De 1895 à 1896, fut traité par les injections d'huile créosotée de Gimbert. En 1896, 1897, 1898, pas de traitement suivi.

Nous avons vu le malade en 1898-1899.

Poumon à droite. — Respiration rude, matité, au sommet en arrière. En avant, rien d'anormal.

Poumon à gauche. — En arrière, au sommet, frottement, expiration prolongée.

Estomac. — Dilatation très nette ; le malade se plaint de mauvaises digestions.

Foie. — Rien d'anormal à l'examen, mais le malade a eu, paraît-il, des coliques hépatiques.

Cœur. — Souffle à la pointe, au premier temps : insuffisance mitrale.

Examen des urines en 1899, avant l'auto-intoxication intestinale. Urates, acide urique, pas de sucre, pas d'albumine.

Etat général assez bon, le malade sort chaque jour, se livre à ses occupations sans trop de fatigue. Il fait de l'hygiène et se soigne fort bien ; pas de température ; poids 53 kg. 100.

Examen bactériologique. — Bacilles tuberculeux (n° 3 de l'échelle de Groffky). Leur caractère est maladif, dégénéré.

En 1899-1900, nous avons suivi ce malade, qui, sous l'influence d'une cure hygiénique et d'une cure thérapeutique, était très amélioré.

En 1900 à 1901 nous l'avions perdu de vue tout en ayant de ses nouvelles qui continuaient à être bonnes.

Fin 1901, commencement de 1902 ; le malade revenu à Nice nous fit demander. Il arrivait d'un sanatorium suisse, où il avait fait un long séjour. Le malade se plaignait d'une douleur au genou, d'enflure au pied droit et de palpitations.

Notre examen eut comme résultat de constater de l'œdème des membres inférieurs. Les poumons à l'auscultation présentaient à peu près les mêmes symptômes que l'année précédente ; toutefois, le sommet gauche paraissait le foyer d'une poussée congestive. Le malade se plaignait également de crises d'intolérance stomacale survenant par périodes et s'accompagnant de vomissements, surtout bilieux, jaunes ou verdâtres. Le cœur présentait à l'auscultation un bruit de galop très net.

L'estomac était dilaté, le foie très gros. L'examen des urines indiqua de l'urobilinurie, une diminution de l'urée, de l'indicanurie et enfin 50 centigrammes d'albumine par litre.

Depuis quelque temps, durant son séjour au sanatorium, M. C... avait été *suralimenté*, gavé de parti pris à des heures déterminées, avec des rations faites sur un type identique pour tous les hospitalisés. Le gavage, remède obligatoire et sauveur, avait abouti ici à de l'*auto-intoxication* avec *insuffisance hépatique* et *albuminurie*.

Le cœur, les reins et surtout le tube digestif (estomac et foie), réclamaient un examen aussi sérieux que les poumons.

L'état général du malade, relativement bon à son entrée au sanatorium, était maintenant très mauvais. Ici la tuberculose jouait un rôle secondaire, les lésions étant relativement bénignes, M. C..., qui aurait pu trouver un très grand bénéfice de sa cure d'altitude sous un climat très favorable, en revenait beaucoup plus malade et victime de l'obligatoire suralimentation.

L'amélioration que donna le régime lacté, puis l'alimentation mixte, des diurétiques, théobromine, lavements salés, etc., en fournit la preuve.

Cette amélioration persiste encore actuellement sous l'influence du régime alimentaire nettement déterminé.

Résultat de l'analyse des crachats. — Dans les préparations on remarque des traces d'épithéliums alvéolaires et pavimenteux;

Beaucoup de globules blancs;

Pas de fibres élastiques;

Des bacilles tuberculeux (n° 3 d'échelle de Gaffky). Leur caractère est maladif dégénéré;

Cocci et diplococci.

OBSERVATION VII

(Communiquée par le Dr Barbary.)

Troubles cardiaques et dyspeptiques.

Chez ce sujet, le traitement de l'affection au second degré n'a pu être suivi pendant cinq années que grâce à la surveillance étroite du tube digestif.

M, L. P..., vu pour la première fois en 1895.

Antécédents personnels. — Enfance délicate; il y a cinq ans a été traité, pour la dyspepsie avec hyperchlorhydrie, par M. Hayem.

Antécédents héréditaires. — En 1895, à notre premier examen, le malade, dont l'état général est très mauvais, présente :

Poumon à gauche. — En arrière, au sommet, craquements, râles humides : en avant, râles crépitants.

Poumon à droite. — Frottements, respiration rude.

Cœur. — Souffle à la pointe au premier temps.

Estomac. — Dilatation et atonie.

Larynx. — Granulations, œdème des cordes vocales.

Etat général. — Très mauvais ; fièvre, sueurs nocturnes, amaigrissement.

Traitement. — Antisepsie des voies respiratoires, inhalations, gargarismes, cure hygiénique, cure d'air, cure thérapeutique, injections d'huile créosotée au 1/15 (méthode de Gimbert). Régime alimentaire ; lait, œufs, viandes grillées, féculents, poissons, beurre, et, deux fois par jour, peptone sèche dans du bouillon.

Durant deux années ce traitement a été interrompu très fréquemment par des accidents du tube digestif ; embarras gastrique et enfin dyspepsie hyperacide qui a nécessité un régime particulier composé de lait, d'œufs, de féculents, un peu de poisson et très peu de viande.

Durant ces deux années, l'infection tuberculeuse n'a pas subi de grands changements ; le malade a de la toux accompagnée de crachats, surtout le matin. Par crises, les poumons subissent des poussées congestives qui s'amendent avec les révulsifs (pointes de feu, ventouses, etc).

De 1897 à 1898, une transformation nette s'opère dans la maladie. Le régime sévère et la surveillance du tube digestif ont permis une alimentation, sinon abondante, du moins régulière. Le malade a dû, cependant, à la suite d'une ou deux crises d'hyperacidité, se faire des lavages d'estomac auxquels, du reste, il est habitué. Sous l'influence du régime alimentaire du côté estomac, sous l'influence de l'antisepsie pulmonaire, des révulsifs, de l'hygiène générale, d'un traitement du larynx par un spécialiste, enfin d'une cure d'air et de lait à la campagne durant l'été, une amélioration très manifeste se montre vers le milieu de 1898, et, quoique les troubles digestifs n'aient jamais permis la suralimentation, tentée à plusieurs reprises sous forme de viande crue et de jus de viande, à la fin de 1898, le malade pèse 60 kilogrammes (10 kilogrammes de plus qu'en 1895); les sueurs et la température avaient disparu, l'appétit était bon, les lésions pulmonaires, en voie de régression, se localisant seulement au sommet gauche.

A ce moment, des symptômes de dilatation d'estomac se montrèrent de nouveau, et l'examen prouva que le malade jusqu'alors hyperchlorhydrique était devenu franchement hypochlorhydrique.

Au régime alimentaire on associa une solution chlorhydrique à prendre aux repas.

En 1899-1900, le malade put supporter facilement des atteintes de grippe qui déterminèrent seulement des poussées congestives au sommet gauche, de courte durée.

En 1901, le malade qui s'était plaint, autrefois, à de rares intervalles, de palpitations, eut à souffrir de symptômes cardiaques nouveaux. L'auscultation révéla de l'hypertension cardiaque et artérielle, probablement secondaire à de l'auto-intoxication d'origine gastrique.

L'examen des urines révéla des urates et de l'acide urique en excès, des traces d'albumine. On institua donc un traitement basé sur le régime alimentaire lacto-mitigé, et les diurétiques et toniques du cœur : iodure de caféine, iodure de sodium, etc...

Les symptômes s'amendèrent pour reparaître en 1902. Une analyse, faite en mai 1902 par M. Gautrelet, démontre bien qu'il s'agissait de troubles vaso-moteurs secondaires à des troubles fonctionnels du foie, à de la dyspepsie catarrhale hypochlorhydrique, à de la neurasthénie par auto-intoxication.

Le fonctionnement défectueux du tube digestif chez ce malade a toujours été le grand obstacle au traitement de sa maladie.

Il est à remarquer cependant que, grâce à la surveillance établie de ce côté, la cure antituberculeuse a pu être suivie de très près.

Le malade est aujourd'hui en voie de guérison. Le poumon droit, à l'auscultation, paraît normal; le poumon gauche présente seulement à son sommet et en un point très limité, de la matité et des frottements; pas de toux, pas de crachats, à l'examen pas de bacilles. Enfin, malgré l'impossibilité de la suralimentation, M... L..., qui, en 1895, pesait 50 kilogrammes pèse actuellement 62 kg. 500. Son état général est excellent. Il dirige avec facilité un commerce très important, et l'on peut dire qu'il n'est plus un tuberculeux, mais un dyspeptique, chez lequel les écarts de régime déterminent des troubles secondaires à de l'auto-intoxication, troubles cardiaques et apparition d'albumine.

Poids

—

		Kilogrammes
1893. —	Octobre	51 200
1894. —	Janvier	53 »
	Février	52 500
	Mars	51 500
	Avril	50 500
	Juillet	49 600
	Octobre	42 500
1895-1897. —	Juillet	50 »
	Septembre	56 »
	Octobre	57 »
	Décembre	59 500
1898. —	Mai	60 400
1899. —	Janvier	59 400
	Mai	60 »
	Octobre	62 500
1900. —	Janvier	64 »
	Mai	63 »
	Avril	63 »
1901. —	Août	64 »
1902. —	Février	62 »
	Mai	61 »
1903. —	Janvier	62 500

LIQUIDE STOMACAL

		23 février 1892			24 octobre 1892			21 avril 1893			25 janvier 1894		
		Hyper. +	Normal =	Hypo. —	Hyper. +	Normal =	Hypo. —	Hyper. +	Normal =	Hypo. —	Hyper. +	Normal =	Hypo. —
Acidité totale	A	254	»	»	300	»	»	274	»	»	296	»	»
HCI libre	H	95	»	»	160	»	»	120	»	»	»	45	»
HCI combiné.	C	190	»	»	178	»	»	»	172	»	»	174	»
Chlorhydrie	H + C	285	»	»	336	»	»	292	»	»	»	219	»
Chlore total	T	283	»	»	401	»	»	375	»	»	346	»	»
Chlore m. fixe	F	»	»	98	»	»	63	»	»	83	127	»	»
Coefficient.	$\frac{A-H}{C}$	»	83	»	»	»	78	»	89	»	128	»	»
Coefficient.	$\frac{T}{F}$	»	»	»	»	»	»	4,25	»	»	»	»	2,72
Peptones.		Assez abondantes.			Assez abondantes.			Assez abondantes.			Assez.		
Réactions de l'HIC.		Constatées.			Intenses.			Constatées.			Constatées.		
Résidu.		Coloré.			Coloré.			Coloré.			Coloré.		
Acides gras		Rien.			Réaction faible.			Réaction acétique faible.			Rien.		
		Liquides abondants, peu de résidus alimentaires.						Liquides abondants, peu muqueux.					

ANALYSE D'URINE

RÉSULTATS DOCIMASIQUES

VOLUME EN 24 HEURES : 900 CC.

ÉLÉMENTS NORMAUX	Dosage par litre d'urine examinée.	Dosage par 24 heures.	Normales en 24 h. p. le sujet examiné.	Rapport à la normale représentée p. 100.
Eléments fixes à + 100° .	53,18	47,86	70,00	67
Acidité totale dosée au Ph^2O^5	0,80	0,72	2,10	34
Chlore (des chlorures) . .	6,60	5,94	7,00	84
Urée	22,09	20,61	31,50	65
Acide urique (total). . . .	0,32	0,28	0,70	40
Acide phosphorique (total)	2,10	1,89	3,50	54
Urobiline	0,32	0,28	0,70	40
Urocythrine	0,20	0,18	»	»
Leucomaïnes	Abondantes.		»	»
Mucine	Traces nettes.		»	»

ÉLÉMENTS ANORMAUX

Glucose (sucre diabétique) . . traces très faibles non dosables.
Acides biliaires . . . . traces très faibles.
Sérine (albumine vraie) . . . traces nettes.
Peptones . . . . de 0,40 à 0,36.

Analyse d'urine. — Conclusions séméiologiques :

1° Aberration de la nutrition (arthritisme d'origine diathésique), forme hypodésassimilative (hyperacidité virtuelle) ;

2° Troubles fonctionnels du foie ;

3° Dyspepsie catarrhale-hyperchlorhydrique ;

4° Neurasthénie par auto-intoxication.

Résumé comparatif. — Cette urine diffère d'une urine normale par :

1° L'augmentation des éléments normaux absolue : leucomaïnes ; relative : chlorures ;

2° La diminution des éléments normaux absolue : d'ensemble ; relative : acidité-phosphates ;

3° La présence des éléments anormaux : glucose, acides biliaires, peptones.

OBSERVATION VIII

(Communiquée par M. le Dr Dufourt, de Vichy.)

Lithiase biliaire.

M. S..., âgé de quarante-six ans, homme politique, ne présente pas d'antécédents héréditaires qu'il y ait lieu de signaler. Il a eu une vie extrêmement agitée par des luttes de toute nature. Il a toujours été sobre, ennemi de l'alcool, mais s'est livré souvent à des excès de travail cérébral.

A la fin de 1898, il s'aperçut qu'il maigrissait rapidement; l'amaigrissement était accompagné d'une petite toux sèche. L'examen médical fit constater un début de tuberculose pulmonaire avec localisation au sommet droit.

Pendant l'année 1899, le malade se mit au repos, fit un séjour dans les Pyrénées et se suralimenta avec énergie. Le régime suivi était mixte, *mais la viande y prédominait*, soit cuite, soit crue.

A la suite de ce traitement, la toux cessa, l'amaigrissement s'arrêta et fit place à un embonpoint relatif. En février 1900,

M. S... éprouva pour la première fois des *douleurs hépatiques* et l'on constata que la vésicule biliaire était volumineuse. Deux mois après, il survint de l'*ictère* sans fièvre, le malade maigrit de nouveau et s'affaiblit ; il dut rester presque alité en mai et juin. La convalescence fut longue ; elle était cependant terminée en octobre, lorsqu'il y eut, à huit jours d'intervalle, *deux crises aiguës de coliques hépatiques*, la deuxième accompagnée d'*ictère*. Cette fois, l'ictère ne dura que quelques jours. Depuis cette époque, M. S... n'a pas eu de nouvelle atteinte du côté du foie. Actuellement, l'aspect général est bon, il n'y a pas de toux, on constate seulement de la submatité au sommet droit, en arrière. A ce niveau, la respiration est rude ; en avant, elle présente le rythme saccadé. Le bord du foie dépasse les côtes d'un travers de doigt, il est sensible à la pression.

OBSERVATION IX

(Dr Perfetti, *in* thèse de Colombani, 1903.)

Troubles gastro-intestinaux. — Lithiase urique.

François A.., étudiant en médecine, âgé de vingt-trois ans est atteint de tuberculose pulmonaire depuis le mois de mai 1901.

Antécédents héréditaires : deux tantes mortes de la poitrine. Mère bien portante. Père porte une hémiplégie du côté droit depuis un an. Frères et sœurs bien portants.

Poids normal du malade : 60 kilogrammes, nullement en rapport avec la taille de $1^{m}73$.

Aussitôt la maladie diagnostiquée au mois de mai 1901 par M. le Dr Brault, le malade se rend, sur le conseil de son maître, en Corse, dans une localité située à 8 kilomètres de la mer, et à 800 mètres d'altitude.

État général très mauvais : anorexie à peu près complète, abattement, malaise, étourdissements qui obligent le malade à rester constamment étendu sur son lit ; fièvre très élevée, le soir 39 degrés, tombe quelquefois le matin à 37 degrés ; pouls très accéléré (120 pulsations).

Au mois d'août le poids tombe à 48 kilogrammes.

A cette époque, le malade commence à pratiquer *la suralimentation progressive et systématique.* A part quelques difficultés, le malade qui n'a jamais été fort mangeur se fait petit à petit un régime; aucune complication à noter, digestions bonnes, appétit satisfaisant; à la fin de septembre le poids donne 62 kilogrammes.

Il est utile d'ajouter que le malade ne fait aucun exercice, il passe ses journées étendu sur une chaise longue en plein air.

La saison hivernale se passe sans accidents intéressants du côté des organes pulmonaires et digestifs.

En 1902, le malade ayant vu ses forces revenir se permit de courtes promenades; celles-ci, malgré les recommandations qui lui sont faites deviennent de plus en plus longues, et, à la suite d'un surmenage occasionné par une longue promenade au mois de mai, le malade est pris en rentrant chez lui d'une hémoptysie très abondante.

Le poids était toujours, deux jours auparavant, de 62 kilogrammes.

Le malade prend le lit, très épuisé par cette hémorragie; l'état général s'aggrave, des symptômes digestifs variés apparaissent, les troubles cardiaques et pulmonaires prédominent.

Suspension de la suralimentation jusqu'au 1er juillet. Poids, 55 kg. 500.

Le malade se sentant dépérir recommence à se suralimenter avec tous les ménagements que nécessite son état de faiblesse générale.

Alimentation composée d'aliments liquides, de légumes en purée : lait, environ 2 lit. 1/2, œufs à la coque cinq à six, légumes en purée, 200 grammes, crèmes.

Au bout d'une vingtaine de jours une amélioration commence à se manifester ; le malade quitte sa chambre, on augmente la quantité d'aliments d'une façon progressive; on ajoute au lait (1 litre), aux légumes en purée (150 grammes), aux œufs (2 à 4), de la viande, crue ou grillée, hachée (250 grammes). C'est alors que surviennent des troubles après le repas; au moment de la digestion sensation de *pesanteur* au creux épigastrique, parfois douloureux à la pression. *Ballonnement, tension du ventre, éructations* nidoreuses, *palpitations* fort désagréables. Ces troubles sont *d'autant plus accentués que l'absorption alimentaire est plus intense.* La percussion pratiquée à jeun permet de constater un bruit de *clapotage.*

Constipation suivie de *crises diarrhéiques* liquides et abondantes. *Palpitations* et *sueurs froides* après l'expulsion des matières fécales.

Poids 56 kilogrammes.

On diminue alors l'alimentation, on donne des évacuants et des antiseptiques intestinaux.

Le malade, à partir du 21 juillet, prend du méthylarséniate de soude sous forme d'injections.

Le poids tombe à 54 kg. 500 le 30 juillet.

L'appétit revient quelques jours après la série des injections et on recommence la suralimentation ; mais celle-ci, pratiquée d'une façon progressive, *entraîne des accidents* qui marchent parallèlement à la quantité d'aliments ingérés.

De plus, le 7 août, des douleurs lombaires, s'irradiant dans le bas-ventre, se manifestent et on constate dans les urines des dépôts d'urates considérables. Par la diminution de l'alimentation tout rentre dans l'ordre; le 15 août, la pesée donne 55 kg. 500. A partir de ce jour, le malade dirige son alimentation d'après la manifestation de ces faits cliniques, *il augmente ou il diminue les aliments suivant la constatation de leur effet de la veille.*

Le 1er septembre, poids : 58 kilogrammes.

Il fait plus, il *cesse toute suralimentation* pendant une semaine, il assiste à la disparition des symptômes énumérés ci-dessus et il les voit réapparaître au moment où il reprend des aliments en quantité abondante.

Le 1er octobre, le poids est de 60 kilogrammes.

Le malade continue à suivre un régime de hausse et de baisse quant à l'alimentation, et, le 1er janvier, le poids est de 62 kilogrammes.

OBSERVATION X

(Communiquée par M. le Dr Patoir).

Zomothérapie. — Apparition de troubles hépatiques et rénaux.

Jeune femme, vingt-quatre ans. Rien à noter dans ses antécédents héréditaires. En revanche, antécédents personnels assez chargés : syphilis datant de trois ans; surmenage (bicyclette et vie génitale intense). Elle tousse depuis longtemps; elle a, paraît-il, de l'emphysème avec des bronchites à répétition. Une de ses sœurs, avec qui elle habite, est phtisique depuis un an.

Elle-même a commencé à être plus souffrante à la fin de 1896. En janvier 1897, femme amaigrie, faible, anhélante; syncopes fréquentes, Etat général mauvais; fièvre et sueurs chaque nuit. Toux et crachats abondants; hémoptysies légères. Anorexie; fonctions digestives mauvaises, vomissements, tachycardie.

Examen des poumons : Bronchite généralisée avec induration du sommet droit; signes de ramollissement en certains points du même sommet. Les autres viscères paraissent intacts. Pas traces actuelles de syphilis.

Traitement ordinaire : Repos absolu; cure d'air insuffisante en raison du local. Gaïacol à l'intérieur. Réglementation de l'hygiène alimentaire.

Amélioration rapide, la bronchite disparaît et en un mois la lésion pulmonaire se réduit à de l'infiltration avec début de ramollissement au sommet droit.

L'appétit de la malade est excellent et elle commence alors à pouvoir se suralimenter. Aux trois repas journaliers qu'elle prend, elle ajoute tantôt des œufs, tantôt de la viande crue en quantité considérable, si bien que l'embonpoint commence à apparaître pendant l'été de 1897 et augmente considérablement pendant un séjour qu'elle fait dans le Jura et qui dura de juin à novembre 1897. Pendant toute cette saison, elle s'est portée, paraît-il, parfaitement, ayant bon appétit, respirant à l'aise, n'ayant pas de toux et pas de crachats.

Tel est son état en novembre 1897. La lésion du sommet droit a d'ailleurs persisté telle quelle, mais la bronchite a disparu. L'hiver ne lui est pas favorable. La bronchite reparaît et persiste avec des paroxysmes qui lui donnent une dyspnée fort gênante. Appétit et embonpoint conservés. Etat général bon.

L'année 1898 se passe bien. Pas de gros incidents ; les lésions restent stationnaires avec un état général qui se maintient bon.

Au début de 1899, poussées de plaques muqueuses qui nécessitent un traitement mixte (frictions et KI). L'iodure provoque une poussée intense de bronchite avec une expectoration extrêmement abondante de crachats filants et quelquefois purulents. Fièvre le soir, sueurs, état général mauvais ; aggravation des lésions tuberculeuses : râles cavernuleux au sommet droit ; infiltration plus étendue. Le sommet gauche est aussi envahi.

Pendant l'été amélioration, malgré un retour offensif de la syphilis. L'état général redevient bon ; l'appétit reparaît et avec lui l'embonpoint.

Un séjour dans la campagne normande achève de la remettre sur pied, du moins en apparence. Malheureusement, vers la fin de son séjour, une série d'événements privés défavorables agissent d'une façon fâcheuse sur son moral, la forçant à des déplacements fatigants, si bien qu'elle est reprise des mêmes accidents, avec, naturellement, une aggravation des lésions tuberculeuses. Elle va alors franchement vers l'hecticité. Fièvre journalière aux environs de 39 degrés le soir ; sueurs nocturnes. Toux, expectoration de plus en plus purulente et toujours fort abondante.

Râles cavernuleux aux deux sommets. Malgré tout, l'appétit se maintient et l'embonpoint ne disparaît pas complètement. Au printemps de 1900, elle va habiter les environs de Paris. Là, sous l'influence des travaux de Richet et de Héricourt, dont il avait lu un résumé dans une revue de vulgarisation scientifique, son mari la met au régime de la *viande crue*. Elle arrive à absorber

500 grammes de viande crue par jour et *autant de plasma musculaire* préparé selon les indications de Richet et Héricourt : en somme le traitement *zomothérapique.* Les premiers résultats du traitement furent, il faut le dire, merveilleux. Trois mois après le début du traitement, en 1900, non seulement l'état général est excellent, mais les lésions semblent rétrocéder, les foyers des sommets sont plus secs, soufflent rudement, enfin semblent aller vers la transformation fibreuse. Bien plus, cette malade qui, même aux meilleurs moments, crachait toujours abondamment, crache fort peu, elle ne présente plus de bronchite.

Malheureusement depuis quelques jours la malade donne des signes d'*intolérance gastrique.* Langue saburrale, haleine mauvaises, nausées, flatulences, renvois, pesanteur et gonflement de l'estomac ; selles fétides et peu colorées, urines rouges, peu abondantes, troubles, avec dépôt un peu foncé. A l'examen : foie gros, un peu douloureux, météorisme abdominal ; ventre sensible. Les urines décantées ne contiennent pas d'albumine. L'examen du dépôt n'a pas été fait, il semblait contenir un peu de sang.

La malade est mise quelques jours au régime lacté , puis, devant les excellents résultats de la zomothérapie, on reprend petit à petit la viande crue. Pendant un mois, la zomothérapie est bien supportée, puis de nouveau apparaît l'intolérance. D'instinct, la malade reprend le régime lacté, mais elle n'en obtient pas les mêmes effets, et de peur de perdre les bénéfices acquis par la viande crue, elle s'y remet en dépit des malaises gastro-intestinaux qu'elle éprouve.

Elle la supporte mal ; les selles sont devenues franchement fétides ; elle a de la *diarrhée*, parfois de la *lientérie*, des *vomissements*, si bien qu'à un moment donné l'état général devient mauvais. En décembre 1900, les lésions du sommet vont presque aussi bien qu'il y a quatre mois. Toutefois, on entend des râles aux bases et la malade crache abondamment. L'état du tube digestif est déplorable : langue sale, haleine fétide, estomac dilaté, vomissements, ballonnement permanent du ventre, gargouillement, gaz et selles fétides et abondants. Le foie dépasse de trois travers de doigt le rebord des fausses côtes ; il est dur, lisse, un peu douloureux ; téguments d'un jaune sale ; urines rares, rougeâtres, avec le même dépôt noirâtre observé une première fois. Albumine : 1 gramme par litre. Dans le dépôt, quelques cylindres hyalins, cylindres cellulaires rares, leucocytes, mucus et globules rouges en petite quantité ; hémoglobine. En l'observant de plus près, on note que la malade présente un peu de bouffissure de la face, des maux de tête. Elle a des rêvasseries, des cauchemars, de l'insomnie ; elle est angoissée, a peur de la mort. Elle présente des secousses, de la torpeur, etc. Cœur rapide, un peu mou, extrémités cyanosées et froides.

Traitement : purgatif salin ; régime lacté ; quinquina et caféine ; enteroclyse ; benzonaphtol.

Il se fait une amélioration, mais peu marquée, et la malade conserve de l'intolérance gastrique et des selles fétides. Du côté des urines, l'albumine est diminuée ; plus de dépôt ; urines claires et assez abondantes.

Les lésions tuberculeuses s'accusent de nouveau et plus graves, elles gagnent rapidement et la malade retombe dans l'hecticité. Crachats abondants, purulents ; des signes de bronchite et d'œdème pulmonaire apparaissent. En même temps, le foie grossit toujours, le tube digestif reste dans un état déplorable. De temps en temps, il se fait des poussées de *néphrite congestive* indiquées par un dépôt brun et une augmentation de l'albumine.

Insomnie. De l'excitation, elle passe à la torpeur et presque au collapsus ; elle a du délire et des angoisses terribles. La face est bouffie ; la dyspnée considérable. Les signes d'asphyxie devenaient menaçants quand, le 5 juin 1901, elle fut prise brusquement d'une hémoptysie foudroyante qui termina la scène.

En résumé, nous assistons au spectacle suivant :

Une malade tarée (bronchite, syphilis, surmenage), arrive, après une série d'améliorations et de rechutes, à l'hecticité. La *zomothérapie* fait merveille au point de vue du poumon ; mais elle provoque de graves perturbations dans le fonctionnement du tube digestif, du foie et du rein, et crée un véritable état d'*hépatite* et de *néphrite*.

OBSERVATION XI (inédite).

(Due à l'obligeance de M. le Dr Lyonnet).

Résumée.

X..., vingt-deux ans, ingénieur, entre à l'hôpital Saint-Pothin, salle Saint-Pierre, n° 11, le 15 septembre 1902.

Le malade s'est senti atteint, il y a environ six mois, au cours d'un séjour dans le Midi. Il revient à Lyon dans sa famille. On constate à ce moment des signes très nets au sommet droit (craquements humides). Plusieurs petites hémoptysies se déclarent. Pas d'albumine. Etat général assez bon.

Il va faire une cure d'air de quelques mois à la montagne, puis rentre à l'hôpital Saint-Pothin.

Durant son séjour à la campagne, le malade a pratiqué une *suralimentation intensive* : viande crue et cuite, œufs, huile de foie de morue, etc... Comme conséquence, engraissement prodigieux : son poids est augmenté de 10 à 12 kilogrammes. Le faciès est congestionné, l'oppression plus considérable qu'auparavant. L'auscultation révèle une aggravation des lésions pulmonaires. Enfin, on trouve dans les urines un disque assez épais d'albumine. Au bout de quelque temps, le malade quitte l'hôpital.

Malgré un gain de poids considérable, il est, en somme, *aggravé* et porteur d'une *lésion rénale* due vraisemblablement à une suralimentation intempestive.

OBSERVATION XII

(Communiquée par M. le Dr G. Linossier, de Vichy.)

Tuberculeuse arthritique ; mauvais effet de la suralimentation.

Il s'agit d'une jeune fille dont j'ai soigné la grand'mère pour goutte articulaire, la mère pour coliques hépatiques, la sœur pour un ictère. Elle-même devient parfois un peu jaune, a quelques douleurs rhumatismales et des troubles digestifs fréquents.

A quinze ans, en février 1901, elle est atteinte d'une broncho-pneumonie grave, suivie d'amaigrissement et d'affaiblissement progressif. Le poids, qui était de 53 kilogrammes avant la broncho-pneumonie, s'abaisse progressivement, malgré la suralimentation prescrite, à 47 kg. 700 en octobre, à 44 kg. 300 en janvier.

C'est à ce moment seulement que les médecins consultés auraient avoué à la famille, qu'il existait des signes de tuberculose au sommet droit. On insiste sur la *suralimentation* : viande crue, œufs crus gobés, et on prescrit des injections sous-cutanées de cacodylate de soude.

L'amaigrissement s'accentue. La viande crue étant mal tolérée, on la remplace par de la *poudre de viande,* et du *suc de viande,* pressée. Le succès n'est pas meilleur. Malgré la suralimentation, malgré le repos prolongé dans des stations climatériques (dans le Midi l'hiver, à la montagne l'été), la dénutrition continue. Le poids s'abaisse à 40 kilogrammes et même, un moment, à 39 kg. 500. Les indigestions sont fréquentes, l'état général mauvais.

Devant cet insuccès, la jeune malade abandonne tout régime spécial. Elle renonce à la viande crue, au suc et à la poudre de viande, aux œufs crus, etc... Elle mange à sa faim. Elle quitte sa chaise longue, fait de l'exercice avec modération, et voici le résultat sur le poids corporel de cette infraction aux prescriptions médicales (la première partie du tableau correspond à la cure de suralimentation, la seconde à la suppression du régime).

POIDS DE LA MALADE

Suralimentation.	Kilog.
1er octobre 1901	47,700
26 — —	46.300
3 janvier 1902	44,300
23 —	43,950
21 mars	42
28 —	41
30 avril	40,300
29 mai	40
2 juillet	39,450
14 août	41,400
31 —	40,500
8 septembre	40,200
Régime ordinaire.	
8 septembre	40,200
13 —	40,800
21 —	42,400
28 —	43,300
27 octobre	43,900
3 novembre	44,400
12 —	44,450

En même temps que la balance accuse cette amélioration, lentement mais régulièrement progressive, le médecin constate une atténuation « énorme » (m'écrit la mère), des phénomènes pulmonaires, et l'état général devient bien meilleur.

Voilà un exemple frappant à l'appui de ma thèse que le régime alimentaire doit être *individualisé*, et qu'on doit tenir compte davantage, dans sa prescription, des influences héréditaires que de la maladie actuelle. La jeune fille, dont je viens de rapporter l'intéressante observation, était, même en puissance de tuberculose, une *arthritique* et devait être traitée comme telle.

CONCLUSIONS

I. La suralimentation, facteur essentiel du traitement hygiéno-diététique de la tuberculose pulmonaire, est trop souvent *exagérée* ou appliquée *sans discernement*. Utile, et même indispensable à la plupart des malades, elle peut devenir *dangereuse* si elle n'est pas réglée et surveillée d'après les *indications particulières*. Chez les dyspeptiques à un degré quelconque, chez les sujets dont les reins ou le foie sont déjà lésés, elle constitue une véritable « surintoxication ».

II. Les accidents le plus fréquemment signalés comme relevant uniquement de la suralimentation ou de la zomothérapie, sont les suivants :

Estomac : dyspepsie hypersthénique, dilatation.

Intestins : entérite muco-membraneuse, diarrhée, colite.

Foie : congestion et hypertrophie, glycosurie dyspeptique, lithiase biliaire.

Reins : fausse phosphaturie, lithiase urique, albuminurie, néphrite.

Peau : éruptions, dermatoses.

Système nerveux : certains états neurasthéniques.

Bronches et poumons : dyspnée et bronchite toxi-alimentaire, hémoptysies.

III. L'indication en quantité de l'alimentation du bacillaire doit être fixée par un régime *individuel*, basé sur le *degré de tolérance* de l'estomac ; on le suspendra à la moindre alerte. L'augmentation de poids ne sera considérée comme un symptôme de bon augure qu'à condition d'être lente et progressive.

IV. Chez tous les tuberculeux, qu'ils soient ou non dyspeptiques, il importe de veiller à l'asepsie et au bon fonctionnement du tube digestif.

INDEX BIBLIOGRAPHIQUE

BARBARY (F.), de Nice, La ration alimentaire utile des tuberculeux (Bull. de thérap., 1903, p. 517).

— « La grande Faucheuse », Paris, Naud 1904.

BARDET (G.), L'albuminisme et ses dangers (Bull. gén. de thérap. 1902).

BARDSWELL, GOODBODY and CHAPMAN, On the effects of forced feeding in cases of pulmonary tuberculosis (Brit. med. journal 1902, n° 2147).

BENNETT (J.—H.), Recherches sur le traitement de la pthisie pulmonaire, Paris 1874.

BOUCHARD, Traité de path. générale,

BROCA et WINS, Bull. gén. de thérap., 1883, t. CV, p. 289.

BUREAU, Les albuminuries dyspeptiques (Gaz. méd. de Nantes, 12 sept. 1903).

CHANOT (H.), L'estomac des tuberculeux (Quinz. méd., n° 21, 1er nov. 1902).

COLOMBANI, Essai sur les accidents de la suralimentation (th. Paris, 1903).

COSSET, Considérations sur le poids des tuberculeux curables (th., Paris 1901).

DAREMBERG (G.), Traitement de la phtisie pulmonaire, Paris 1892.

DEBOVE et DUJARDIN-BEAUMETZ, Bull. de thérap. 15 août 1881.

DECHAMBRE, Dictionnaire des sciences médicales.

DUFOURT, Influence du régime alimentaire sur la genèse de la lithiase biliaire (Presse méd. 1902, 24 mai, (n° 42).

DUJARDIN-BEAUMETZ, Clin. thérap., 1882.

Fuster, La viande crue et le traitement de la tuberculose (Montpellier méd., 1900).

Gaunet, Contribution à l'étude des fonctions hépatiques et rénales dans la tuberculose pulmonaire (th. Lyon, 1900, nº 87).

Gautier (A.), L'alimentation et les régimes, Paris, Masson, 1904.

Gouraud, Les fausses phosphaturies (Gaz. des Hôp., 25 août. 1903).

Grancher, Maladies de l'appareil respiratoire, 1890.

— Bull. médical 1896, p. 99-199-1155.

— — — 1897, p. 105 ...

Jaccoud, Curabilité et traitement de la phtisie, Paris, 1881.

Hérard, Cornil et Hanot, La phtisie pulmonaire, Paris, 1888.

Héricourt (J.), Revue de la tuberculose, mai 1901.

Hirtz, Le traitement pratique du tuberculeux (Journal de méd. interne, 1903, p. 189).

Huchard, Revue int. de méd. et de chir., nov. 1903.

Hugounenq, Cours de chimie biologique, Lyon, 1902-1903.

Kaufmann et Mohr, De la suralimentation en albuminoïdes (Berlin, klin. Wochen. 23 fév. 1903).

Lagrange (F.), Revue des maladies de la nutrition, 15 juin 1895.

Lerat (G.), De la diarrhée chez les hyperchlorhydriques. Lille 1903.

Linossier, De la variabilité de la ration d'entretien (Bull. de thérap., janv. 1903).

— Hygiène du dyspeptique, Masson, 1900.

Lucas-Championnière, Influence de l'alimentation carnée sur le développement de l'appendicite (Journ. de méd. et de chir., 1903, p. 849).

Lyon (G.), L'estomac chez les tuberculeux (Gaz. des Hôp, 3 sept. 1892, p. 949).

Lyonnet (B.), L'alimentation des tuberculeux (Journal des Pratic. de Lyon, 31 août 1903).

Martinet, La suralimentation chez les tuberculeux (Presse méd. 17 janv. 1903, p. 74).

MATHIEU, De l'importance de la réalimentation suffisante chez les dyspeptiques (Bull. gén. de thérap., 1902).

MOUISSET (F.), Traitement individuel des tuberculeux (Lyon méd. des 15 et 22 déc. 1901).

NOÉ (J.), L'alimentation des tuberculeux (Arch. gén. de méd. 13 oct. 1903).

PARKES-WEBER, La valeur du régime carné (Bull. de thérap., 15 juillet 1902).

PASQUIER (du), Les troubles gastriques dans la tuberculose chronique (th., Paris 1903).

PATOIR, Des dangers de la suralimentation et de la zomothérapie (Echo méd. du Nord, 17 nov. 1901).

PETER, Cliniques médicales, 1871.

PIERRA (L.-M.), La surcharge alimentaire, cause d'intolérance gastro-intestinale chez le nourrisson, thèse Paris, 1901.

PLICQUE, Suralimentation graisseuse par la voie rectale chez les tuberculeux (Journal de méd. et de chir. prat. 25 mars 1903).

PLICQUE et VERHAEREN, La cure des tuberculeux dans les sanatoria français, Paris, Naud, 1903.

POTAIN, Congrès méd. de Paris, 1878.

RENAUT (J.), Injections rectales d'arsenic (Bull. de thérap., janv. 1898.

— Les injections rectales de liqueur de Fowler diluée et le cacodylate de soude (Bull. méd. 1899).

RICHET, Revue de la tuberculose, février 1901.

— Traitement de la tubercul. expérim. par la viande et le sérum musculaire (Sem. méd., juillet 1900).

ROBIN (A.), Etudes cliniques sur la nutrition dans la phtisie pulm. (Arch. gén. de méd., mai et juin 1894, avril 1895).

— L'alimentation des phtisiques (Bull. gén. de thérap. 12 fév. 1902).

— Glycosurie et diabète d'origine dyspeptique (Bull. gén. de thérap., 27 mars 1901).

— Traité des maladies de l'estomac, Rueff, Paris, 1904.

ROBIN et BINET, Prophylaxie de la tub. pulm. par la connaissance du terrain (Congrès britannique de la tub., 1901).

Rousseau (H.), Le régime alimentaire des tuberculeux (th., Paris, juin 1902).

Sabourin, Journal des praticiens (15 août 1903).

— Revue de médecine, mars 1903.

Savignac, L'ordonnance du tuberculeux (th. Paris 1903).

Germain Sée, Régime alimentaire (Gaz. des Hôpit., 1892).

Tétau (J.), Traitement curatif et préventif de la phtisie pulm. par la modification du terrain (Bull. gén. de thérap., 1903).

TABLE DES MATIÈRES

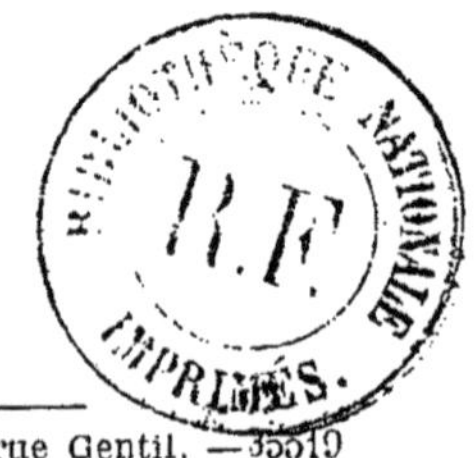

Lyon — Imprimerie A. Rey, 4, rue Gentil. — 35519

www.ingramcontent.com/pod-product-compliance
Ingram Content Group UK Ltd.
Pitfield, Milton Keynes, MK11 3LW, UK
UKHW021041230726
13926UKWH00004B/1598

9 782019 237950